U0269709

愿你吃好

漫话从田园到舌尖的科学（下）

邓享棋 钟丽凡 单 杨◎编著

有品：袁隆平等七位院士指导
有用：百名权威专家精准解析
有趣：故事场景互动沉浸体验

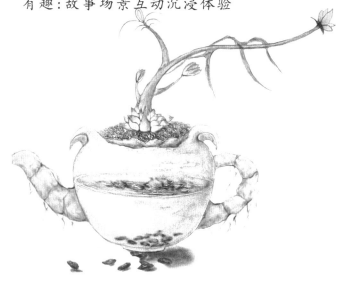

中国农业出版社

北 京

图书在版编目（CIP）数据

愿你吃好：漫话从田园到舌尖的科学．下 / 邓享棋，
钟丽凡，单杨编著．—北京：中国农业出版社，2022.5（2022.9重印）
ISBN 978-7-109-29524-7

Ⅰ.①愿… Ⅱ.①邓… ②钟… ③单… Ⅲ.①膳食营
养—基本知识 Ⅳ.①R151.4

中国版本图书馆 CIP 数据核字（2022）第 095632 号

愿你吃好：漫话从田园到舌尖的科学（下）
YUANNI CHIHAO：MANHUA CONG TIANYUAN DAO
SHEJIAN DE KEXUE（XIA）

中国农业出版社出版
地址：北京市朝阳区麦子店街 18 号楼
邮编：100125
责任编辑：郭元建　文字编辑：徐志平
版式设计：杨　婧　责任校对：刘丽香
印刷：北京通州皇家印刷厂
版次：2022 年 5 月第 1 版
印次：2022 年 9 月北京第 2 次印刷
发行：新华书店北京发行所
开本：720mm×960mm　1/16
印张：13.25
字数：200 千字
定价：58.00 元

编写人员

主　　编　邓享棋（湖南省农业农村厅）
　　　　　钟丽凡（怀化市农业科学研究院）
　　　　　单　杨（中国工程院院士　湖南省农业科学院）
副 主 编　何述金（湖南新汇制药股份有限公司）
　　　　　刘向前（湖南中医药大学）
　　　　　付复华（湖南省农业科学院）
　　　　　郑　慧（湖南中医药大学）
　　　　　刘昆玉（湖南农业大学）
　　　　　李艳群（湖南省科普作家协会）
　　　　　张孟喜（湖南省科普作家协会）
　　　　　蒋子云（湖南广播电视台）
参　　编　包小村（湖南省农业科学院）
　　　　　曾建国（湖南农业大学）
　　　　　郑红发（湖南省农业科学院）

周重旺（湖南省茶业集团股份有限公司）

张水寒（湖南省中医药研究院）

李赛君（湖南省农业科学院）

王仁才（湖南农业大学）

谢红旗（湖南农业大学）

卜范文（湖南省农业科学院）

童巧珍（湖南中医药大学）

龙世平（湖南省农业科学院）

肖　蕾（湖南省农业科学院）

王春发（衡阳市农业科学院）

周　俊（株洲市农业科学研究所）

李德金（泸溪县柑桔研究所）

李绮丽（湖南省农产品加工研究所）

陈　勇（娄底市农业科学研究所）

易大国（湖南生物机电职业技术学院）

张旭锋（湖南生物机电职业技术学院）

赵容波（湘潭县农业农村局）

刘　舒（湖南省中药材产业协会）

刘硕谦（湖南农业大学）

盛　玲（湖南农业大学）

吴浩人（湖南省茶业集团股份有限公司）

袁　勇（湖南省茶业集团股份有限公司）

银飞燕（湖南省茶业集团股份有限公司）

郭　纯（湖南中医药大学第一附属医院）

蔺晓源（湖南中医药大学第一附属医院）

李　芳（中国热带农业科学院）

赵　亚（海南省农业科学院）

张　文(湖南省农业科学院)

刘　治(湖南省中医药研究院)

罗赛男(湖南省农业科学院)

邹艳辉(湖南省肿瘤医院)

刘筱英(湖南省儿童医院)

鲁　琼(中南大学湘雅二医院)

王玉林(中南大学湘雅二医院)

欧尽南(中南大学湘雅二医院)

袁　婷(中南大学湘雅二医院)

李文英(中南大学湘雅二医院)

邓霞美(湖南省化工职业技术学院)

邓霞丽(湖南食品药品职业学院)

法律顾问　刘剑忠(湖南师范大学)

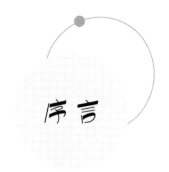

序言

中华饮食文化博大精深，与吃有关的俗语比比皆是，例如，"民以食为天，食以安为先。""千事万事，吃是大事。""饮食不节，杀人顷刻。""一日三餐，稳如泰山。"……

这些俗语朗朗上口，通俗易懂，内涵丰富，凝结着中国人对"吃"的热爱和智慧，告诉人们饮食有节、讲究科学的道理，所以千百年来流传不衰。

近年来，科技日新月异，粮油、畜禽等重要农产品、新鲜蔬果、加工食品越来越丰富，全世界水果品种有 10 000 多种，鱼类有 32 000 多种，我国蔬菜有 200 多种，日常使用的中药材有 500 种左右。这使我们的舌尖"先生"面临一个新问题——在享受更多味觉新体验的同时，如何吃得更科学？

可喜的是，田间地头的植物病虫草害防控、农场里的动物疫病防控以及健康养殖、田园里的新鲜农产品、厨房里的食材、车间里的加工食品，样样都有人研究，事事都有人牵挂。然而从社会公众到科技领域、从生产到消费的认知误区很多。当科学知识的需求得不到及时的满足，人们陷入了关于"吃"的困境，于是谣言大行其道。近年来，食品安全领域成为网络谣言的重灾区。有数据显示，网络谣言中"舌尖上的谣言"占 45%。这些谣言加剧了人们对食品安全的担忧，甚至引起民众恐慌。

要实现"吃好"这个目标，提高公众科学素养是关键。只有科技进步与公众科学素养同步提高，才能打通科学融入生活的"最后一公里"。可以毫不夸张地说："吃"是一门技术活。

你眼前这套从田间地头"走出来"的《愿你吃好：漫话从田园到舌尖的科学》丛书，就能帮助你解决对"吃"的各种问题。它不仅能带给你阅读的乐趣，还能够给你带来实用的惊喜。与同类型的图书相比，该丛书有以下三个特点：

"你信得过"——袁隆平、官春云、邹学校、刘少军、刘仲华等中国工程院院士提供了"院士导语"。印遇龙、单杨等中国工程院院士亲自编著、主审。100 多位把"论文写在大地上"的农业科技专家以及大农业、大健康领域的科普专家反复审核内容。

"你用得上"——从种植、养殖的"田园"源头，全景呈现与"舌尖"有关的粮、油、蔬菜、肉、奶、鱼、禽、果、茶、食膳等十个方面的饮食科学，坚持极简主义风格，只告诉你需要知道的。本套书既适用于老、中、青、少、幼全年龄段人群，特别是中老年、家庭主妇、中小学生等阅读，以增长科普知识、优化饮食生活方式，助力健康生活；又适用于涉农企业、餐饮企业、农业创业者阅读；也适用于科普基地、研学企业、科研院所、教育机构、中小学校、科技工作者协会、科普作家协会等推荐阅读，丰富科普内容。

"你读得懂"——全书紧扣读者关切的内容，构思独特、形式新颖，以故事为引子，以人物角色、场景对话形式贯穿主题。首先，读者可以参与互动，做一套"自测试卷"，评定自己的科普知识层次。然后，加入"愿你吃好"游学团，进入科普基地，沉浸式观摩学习。在每一个科普基地游学完后，读者通过"极简操作卡""极简辨别卡""极简表格"，迅速掌握生活必备的"干货"内容，在娱乐式阅读中轻松提升健康素养。

润物细无声。好习惯的养成，非一朝一夕。与其碎片化地去了解饮食知识，还不如花点时间，通读一套权威读本。

唯愿你吃好！

编　者
2022 年 5 月

人物档案

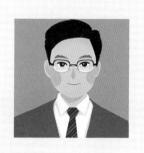

蔬东坡　某农业科研单位二级研究员，一名农业多学科交叉型科研专家、热心公益事业的科普志愿者。

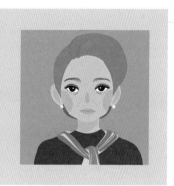

茶茗媛　蔬东坡的母亲，一名病后"心有余悸"而痴迷健康饮食知识的退休职工。

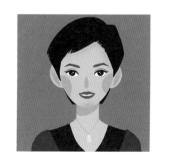

鱼美鲜　蔬东坡的妻子，一名在老公眼里"贤惠"得"四不会"的牙医。

1

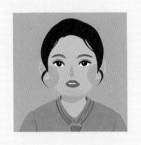

果香秀 蔬东坡的同学，一名别名叫"胖子还爱吃"的微生物学博士。

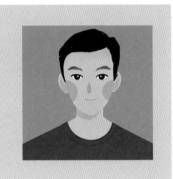

油不腻 蔬东坡的发小，一名看上去"很懂吃"实则不懂吃的连锁餐馆老板。

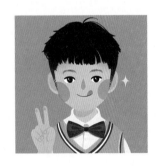

米小颜 油不腻的儿子，一个对农业充满好奇但有点偏食的小学生。

"愿你吃好" 游学团诞生记

一

"今天晚餐吃什么啊？"

"全水果晚餐，让我们更健美啊！"

"是吗，我看看。"

"草莓、西瓜，还有你最喜欢的圣女果……"

"原来如此，这可有点不科学呢！"

"听身边的朋友说，不吃晚餐，只吃水果可以减肥呢！"

"这可是一个误区呢！"

"用水果替代晚餐，既能保证营养又能减脂肪"，很多人相信这句话。事实上，这样做只是减掉肌肉和水分，脂肪反而减得不多；而且，这种做法会导致人体脂肪的使用效率下降，身体更容易变成"易胖体质"。另外，由于人体长时间没有能量摄入，大脑会降低甲状腺激素，升高皮质醇，以重新分布脂肪维持身体需要，而皮质醇会抑制免疫力，人就更易生病。

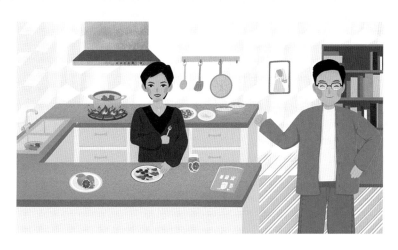

有这样一对夫妻，为了吃的问题，隔三岔五就要发生争辩，有的时候还因为一方控制不住情绪而发生激烈的"宫斗"，这就是他们的日常。

丈夫爱好写诗，也热爱美食，向往"自笑平生为口忙"的宋代大诗人苏东坡的诗意人生，喜欢自比苏东坡，又因为他主要研究从"田园"到"舌尖"的学问，所以人称"蔬东坡"。

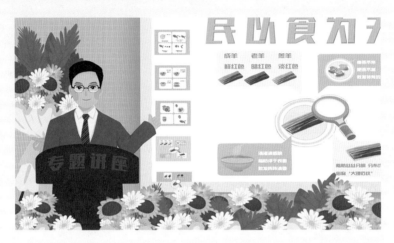

他有过"惨痛前科"。因从小就用力横刷牙齿，五颗大牙被刷缺，牙神经暴露，十八岁高考那年，忍着突发的牙疼完成了高考，后来，不得不补牙、根管治疗、拔牙、种牙……是绞心的牙痛与高额的治疗费教会了他刷牙。此后，他从一个极端走向了另一个极端——非常自律：吃什么菜要按二十四节气讲宜忌、叶菜要焯一下生吃、一口饭要咀嚼二十多下、每个月都要读一本科普书……其中，每天按时吃早餐是他最具代表性的"自律"。

妻子叫鱼美鲜，一名忙得生活中只有病人和外卖的牙医。按理说，一个牙不好的人找了一个牙医伴侣，应该叫"神仙伴侣"吧。

然而，在他眼里，她"贤惠"得"四不会"：会买衣，但不会买菜；会选穿的，但不会选吃的；会选好吃的，但不会选吃了好的；会搭配衣服，但不会搭配食物。

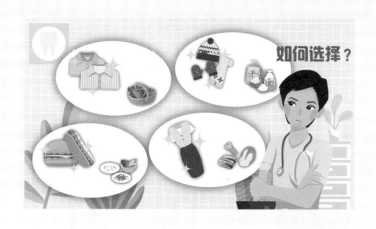

三

一天，蔬东坡在外做科普讲座回来，寒暄过后，母亲茶茗媛放下手中的健康科普书说："今天我下厨，做美食啊！"

蔬东坡看着眼前这位白发女人，喃喃自语——

母亲变化真大。自从前几年生了一场大病后，她开始关注饮食健康了，气色和精神状态越来越好。然而，身边很多人因为没有失去过健康，所以不懂得珍惜。为什么总是要得了病后再去补救呢？为什么不能多一点"上游思维"呢？俗话说，一分预防胜过十分治疗。这种等身体出现异常再去治疗的"下游思维"，值得反思啊。

人人都在吃，天天都要吃。"吃"这件事，正因为太常见，所以大众反而认为没有什么大不了的。病从口入，能不能将关注的重点前移呢？

蔬东坡陷入了沉思。

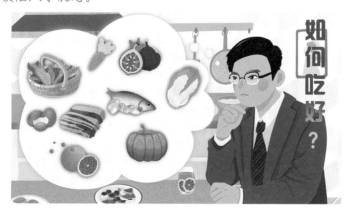

四

最近，身边的许多反面例子，让蔬东坡特别揪心：

一个是他的发小油不腻——一个厨师出身的连锁餐馆老板。按理说，他应该是最懂吃的，然而有一次，他去海边度假，因为吃了太多海鲜得了急性胰腺炎，住了好几天院。还有一次，顾客在他店里吃了死螃蟹，引起过敏，他的餐馆差点关门谢客……

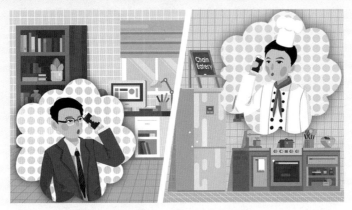

"难道你不知道食用死螃蟹可能出现组胺中毒吗？难道你不知道对组胺过敏的人吃一口死螃蟹肉就会引起过敏反应吗？不知道这些起码的常识还开什么餐馆？"蔬东坡还清晰地记得那天他训斥发小的场面。

另一个是他的老同学——果香秀，一名研究微生物学的博士，也是一名资深"吃货"。作为老同学，蔬东坡经常提醒她饮食要有节制，经常跟她分享一些健康饮食知识，但她充耳不闻。

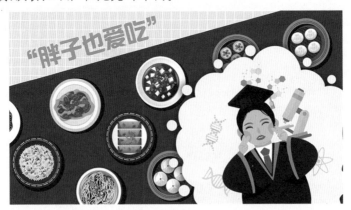

身边这种例子，数不胜数。这让他强烈地感到，是时候向大家科普一下"吃"这个"技术活"了。

五

　　蔬东坡坐不住了。

　　他心里嘀咕着：如何用有趣的方式，来普及有用的知识呢？对了，不如把妻子鱼美鲜、发小油不腻、老同学果香秀带到科普基地，在沉浸式体验中了解健康饮食知识吧！

　　于是，蔬东坡果断组建了"愿你吃好"游学团，带着大伙向农业科普基地出发。

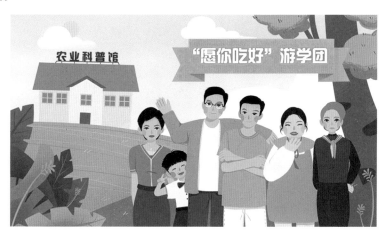

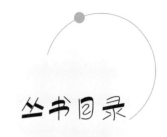

丛书目录

下卷

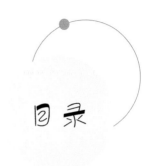

目录

序言
人物档案
"愿你吃好"游学团诞生记

果

茶

食膳

果

愿你吃好

第十站　你吃对水果了吗？

——走进水果科普基地

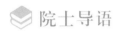 院士导语

小柑橘，大健康

　　随着人民生活水平的提高及对水果营养健康的追求，柑橘的营养保健功效引起人们的关注。柑橘通常为柑、橘、橙、柚、枸橼、柠檬等一大家族柑橘属水果的总称，是我国也是世界第一大水果。《尚书·夏书·禹贡》云："厥篚织贝，厥包桔柚，锡贡。沿于江、海，达于淮、泗。"表明4 000多年前的夏朝就已生产柑橘。2020年，我国柑橘种植面积4 155.2万亩*，产量5 121.9万吨，均排世界第一。我国柑橘资源极其丰富，不仅满足消费者的鲜食需要，同时也是食品加工业的重要原料，而且对其功效成分的研究与利用日益得到重视。

　　枳实指的是芸香科酸橙的干燥幼果，是一味用途广泛的中药材，在《本草纲目》《金匮要略》《千金方》等古代医典中均有记载并阐述其使用方法。

　　柑橘生理落果含有丰富的类黄酮物质，以玳玳酸橙为例，其干燥落果中总黄酮含量可以占到全果干重的40%以上，远高于野芹菜等富含黄酮的植物。柑橘类黄酮具有较高的抗氧化活性，可以促进人体健康，是一种重要的原料药来源。

　　柑橘皮富含以单萜、倍半萜及其含氧衍生物为主要成分的香精油。目前，柑橘香精油的全球产量已突破1.8万吨，约占世界植物精油总产量的30%。柑橘香精油可以抗菌保鲜、抑制氧化，作为天然防腐剂、香料和调味

---

　　*　亩为非法定计量单位，1亩≈667 米^2。

剂广泛用于食品与日化领域。柑橘皮还富含果胶。果胶是一种具有卓越的凝胶性和乳化稳定性的天然食品添加剂，是药物、保健品和化妆品中不可缺少的辅料。据联合国粮食及农业组织（FAO）统计，全球果胶年需求量达 7 万余吨（市场缺口 1.2 万吨），并且保持 5%～10%年增长速度。

柑橘果肉酸甜可口、营养丰富，常被加工成罐头、果汁、果片等产品。据统计，我国柑橘罐头占世界总产量的 80%、全球贸易量的 70%。系列柑橘产品为中国居民的营养健康提供了充足的物质保障。

剥皮吃肉剩下的柑橘籽也大有用处。俗话说良药苦口，柑橘籽的苦味主要来自其高含量的柠檬苦素。柠檬苦素具有抗肿瘤、昆虫拒食、抗病毒、镇痛、抗炎、催眠等作用，广泛用于功能性食品添加剂、抗癌食品、杀虫剂、饲料添加剂等。

柑橘全身都是宝。无论是枳实、落果还是鲜果，不管是果皮、果肉还是种子，均含有丰富的营养保健功能因子，因此，从鲜食到加工与精深加工，我国柑橘产业正在向着绿色、健康与高效高值及综合利用的方向发展，柑橘的营养保健与功效成分的研究利用极大地拓展了柑橘产业链，提升了柑橘的生产综合价值，促进了柑橘产业与食品、药品、保健品等诸多领域的完整融合。

展望未来，丰富的柑橘资源、勤劳的从业人员、奋进的科技工作者必将促使我国的柑橘健康产业做大做强，为"健康中国"战略添砖加瓦，为人民的生命健康保驾护航。

小柑橘，大健康，美味营养常相伴！

中国工程院院士：单杨

》科普基地简介 《

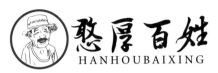

基地名称： 憨厚百姓合作社"湘约自然"水果科普基地

基地授牌： 农业科普基地、关心下一代工作活动基地、青少年科普基地

开放形式： 接受团队预约

收费标准： 免费

二维码： "愿你吃好"视频号二维码

交通： 搭乘"愿你吃好"游学团专车

眼前，一群人正穿行在各种苹果树、梨树之间，一边听专家讲解，一边感受采摘、品尝的乐趣，体味着果树科技发展的光辉历程。

"要经过多少鲜为人知的品种选育、建园、修剪、花果管理、肥水管理、病虫害防控、贮藏保鲜等科技力量支撑，才能吃到各种绿色美味的水果。"科普工作人员正耐心细致地讲解日常生活中切实管用的水果养生科普知识。果树标准化生产示范园、试验园的宣传片让大家了解了美味可口的水果从种到收、从田间到餐桌的全过程。

憨厚百姓合作社"湘约自然"水果科普基地免费向公众开放。开放日的现场展示了苹果、梨、葡萄等树种不同特色的果树品种资源60个。形态各异、不同风味的水果吸引了大家的眼球。通过科研人员现场讲解、操作示范、果品实物展示、公众品鉴，以及观众参观展现果树科技工作者奋斗历程的展览和试验基地、体验研究团队创新成果和观看科普教育宣传片等形式，让公众学习果业科技。

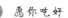

蔬东坡 在正式进入游学第十站前，我先给大家画个像，做完以下关于水果的极简判断题，你们就知道自己是小白、凡人还是达人啦！

》 水果科普知识自测试卷 《

答题人：_____ 得分：_____

1. 过量食用水果会伤害脾胃和阳气，对吗？（ ）

2. 苹果最好搭配牛奶一起吃，对吗？（ ）

3. 水果玉米可以直接吃，对吗？（ ）

4. 榴梿的种子可以吃，对吗？（ ）

5. 柑橘可以烤着吃，对吗？（ ）

6. 石榴籽可以吃，对吗？（ ）

7. 柿子不可以和含碘量高的海带同时食用，对吗？（ ）

8. 胃不好的人吃水果时要把外面的皮去掉，对吗？（ ）

9. 过敏严重者最好不要食用杧果，对吗？（ ）

10. 柿子可当主食食用，对吗？（ ）

11. 柑橘果实的橘络也是宝，对吗？（ ）

12. 黄金奇异果与普通猕猴桃营养差不多，只是维生素 C 含量有些差别，对吗？（ ）

13. 购买鲜枣时，应挑选成熟度稍低的，对吗？（ ）

14. 鲜枣不是药材，而是一种水果，对吗？（ ）

15. 榴梿不同于普通的水果有较高的水分，而是典型的高糖、高脂的水果，对吗？（ ）

16. 空腹不能吃柿子，对吗？（ ）

扫一扫，对照答案，看看你能得多少分吧。

知识问答社区

水果全视角

茶茗媛 市面上水果品种多得数不清，按口感不同，水果大体上分为哪些类型，如何区分呢？

蔬东坡 根据口感不同，水果分为 3 类：酸性水果、亚酸性水果和甜性水果。酸性水果包括柚子、橘子、凤梨、猕猴桃（奇异果）、柠檬、酸苹果、草莓、酸李。亚酸性水果包括苹果、杧果、杏子、木瓜、葡萄、桃子、樱桃、蜜李。甜性水果包括香蕉、甜葡萄、无花果、柿子。

鱼美鲜 水果成为饮食的重要部分，多吃水果一定有益身体健康吗？听说很多人吃错了，请问吃水果有哪些讲究呢？

蔬东坡 水果虽好，但过量食用会伤害脾胃和阳气。一是水果分寒凉温热。体质偏温热的人，可适量生吃些偏凉性的水果，如瓜类、柚子等；体质偏寒凉的人，可适当吃些性偏温热性的水果，如杧果、荔枝等。但若大量盲目食用，会影响阳气生发。二是现代人脾胃功能不够强，有人一吃水果就会腹寒腹泻，他们没法吸收水果的有益成分，脾胃之气也会受影响。三是酸性水果不应与甜性水果合用，因为酸的水果会干扰甜的水果，影响排空时间。最好一次不要食用 3 种以上水果。四是应该注意吃水果的顺序。例如要饮用蔬菜汁、水果汁，应于餐前 30 分钟饮用，否则果汁会冲淡胃液，影响消化。

果香秀 水果品种那么多，各类水果都是几月份成熟呢，按月份吃水果，应该怎样吃呢？

蔬东坡 顺应大自然节奏，按照月份，选对时机，吃对水果，也很重要。全年：冷藏蓝莓、冷藏杧果、冷藏石榴；2—3 月：香蕉、青枣、菠萝；4 月：山竹；5—6 月：草莓、桑葚；5—7 月：樱桃、梅子、杏子、无花果；6—11 月：桃子、葡萄；7—12 月：桃子、阳桃；8—10 月：西瓜、李子、梨、鳄梨、甜瓜、桃子、大枣、冬枣、无花果、黑莓、柿子、石榴、猕猴桃、苹果；9—11月：葡萄、白梨、温州蜜柑、椪柑、菠萝、柚子、柠檬；11月至次年4月：苹果、猕猴桃、橘子、甜橙、杂柑、葡萄柚、晚熟脐橙。

茶茗媛 我年纪大了，这么多品种，有点记不住，有没有简便的方法记住如何按月份吃水果呢？

蔬东坡 有一首水果歌：一月可吃猕猴桃，二月甘蔗营养高，三月菠萝正当令，四月山竹胃口调，五月草莓为上品，六月水果属樱桃，七月桃子全身补，八月西瓜暑气消，九月葡萄抗氧化，十月白梨把肺保，十一月苹果人皆益，十二月橘子维生素C高。

果香秀 听身边的朋友说，不吃晚餐，只吃水果可以减肥，对吗？

蔬东坡 "用水果替代晚餐，既能保证营养，又能减去脂肪"，很多人相信这句话。事实上，这样做只是减掉肌肉和水分，脂肪反而减得不多，而且这种做法会导致人体脂肪的使用效率下降，身体更容易变成"易胖体质"。另外，由于人体长时间没有能量摄入，大脑会降低甲状腺激素含量，升高皮质醇含量，以重新分布脂肪维持身体需要，而皮质醇会抑制免疫力，人就更易生病。

鱼美鲜 为了获得更多营养，很多人选择吃葡萄不吐皮，吃苹果不削皮，这种方法对吗？食用水果果皮，有禁忌人群吗？

蔬东坡 果皮虽有营养，却并非人人都能吃。果皮中膳食纤维含量较高，对胃有一定刺激，会加重胃部不适。因此，胃不好的人吃水果时最好把外面的皮去掉。此外，胃不好的人还要少吃猕猴桃、山楂等口感酸的水果，脾胃虚弱的人最好不吃性寒的梨、柚子、草莓、枇杷等，以免引起不适。

油不腻 有些水果"掉色"正常吗？会不会是人工染色呢？还可以吃吗？

蔬东坡 掉色是果蔬等农作物本身就存在的特质，因为果蔬本身含有大量的天然色素。水洗掉色的"色"就属于水溶性的花青素。葡萄、草莓、黑米、芝麻等都含有这类色素。另外，杨梅、蓝莓、桑葚，本身就是极易腐败变质的水果，即使低温冷藏也无法久存，人工染色后就更加脆弱了，得不偿失。

茶茗媛 水果品种多，对日常保存水果的环境条件有哪些分类呢？

蔬东坡 可以大致分为以下四类：①不宜放入冰箱，否则会冻伤的水果。如香蕉、阳桃、枇杷、火龙果、杧果、荔枝、龙眼、木瓜、红毛丹等。②可以放入冰箱，但一定要先催熟（即未熟果不可放入冰箱）的水果。如释迦、百香果、柿子、木瓜等。③必须放入冰箱，才能久存的水果。如桃子、桑葚、李子、樱桃、板栗、番石榴、葡萄、梨、草莓、山竹、甜瓜、柚子等。④常温保存或冰箱冷藏均可的水果。如柠檬、菠萝、葡萄、柳橙、橄榄、青枣、苹果、西瓜、橘子、椰子、葡萄柚等。

鱼美鲜 水果的种类确实很多，我经常将买回来的水果直接放进冰箱里，这样科学吗？水果一般有哪些贮藏方式？

蔬东坡 中国各地区贮藏水果的方式多种多样。这些方式可根据创造适宜贮藏温度、湿度及气体环境分为两类：一类是依靠自然温度来控制贮藏环境温度（即自然降温），包括简易贮藏和通风库贮藏；另一类是用人工方法来维持贮藏环境的温度（即人工降温），包括冰窖贮藏、机械制冷贮藏和气调贮藏等。水果的种类很多，大家买回来的水果却总是用一种方法贮存，就是直接放进冰箱里，其实不同的水果应该有不同的贮存方法。

油不腻 成熟的水果应该怎样贮存呢？

蔬东坡 很多常见水果，比如梨、苹果，在购买时如果就是成熟的，可以把它们直接包在保鲜袋中或者保鲜膜里放进冰箱贮存。

茶茗媛 水分含量低的水果应该怎样贮存呢？

蔬东坡 可以把它们用袋子包好，然后在袋子上扎上几个孔，再放进冰箱。这样做是为了避免水果中的水分流失太快。

果香秀 容易挤坏的水果应该怎样贮存呢？

蔬东坡 草莓等比较容易挤坏的水果可以先放进塑料盒子里，然后放进冰箱里贮存，吃多少洗多少，避免变质。

鱼美鲜 未熟的水果应该怎样贮存呢？

蔬东坡 如果买回来的水果是没有熟的，需要室温保存，避免放进冰箱使其无法变熟。未熟的水果在室温中变熟后，若几天内吃不完，可以放进冰箱中保存。

油不腻 热带水果应该怎样贮存呢？

蔬东坡 热带水果，像榴梿、杧果等不要放到冰箱里，平时把它们放在阴凉、通风的地方就可以了。

果香秀 水果买多了，一段时间内吃不完，应该怎样贮存呢？

蔬东坡 水果买得太多的情况下，可以把它们先洗一下，把外皮洗干净之后，用保鲜膜一个一个地包起来，然后再放进冰箱。但对于猕猴桃、桃等鲜果则不宜先洗后贮存，可将其直接装入保鲜袋（盒）中，然后再放入冰箱中保存。

茶茗媛 水果保鲜要注意什么呢？

蔬东坡 水果要放入冰箱冷藏且先不清洗。水果用水洗过比较容易坏，所以不要买来一次全洗，要吃多少洗多少。用塑料袋或纸袋装好，防止果实的水分蒸散。可在塑料袋上扎几个小孔，保持透气，以免水汽积聚，造成水果腐坏。注意，易腐烂的水果（尤其是香蕉）不能这么做，主要是因为这样做会产生乙烯，容易使水果催熟腐烂。

油不腻 水果为什么要进行加工呢？

蔬东坡 水果为易腐食品，极易腐败变质，通过加工，可以改善水果风味，提高其食用价值和经济效益，有效地延长水果供应时间。

油不腻 果品能加工成哪些产品呢？

蔬东坡 以新鲜果品为原料，制成各种水果制品的技术称为果品加工。果品加工的主要方法有罐藏、制汁、干制、糖藏、酿酒和速冻等，加工产品有果品罐头、果汁、果干、果酱、蜜饯、葡萄酒、果酒和冷冻水果等。果品加工与果树生产和食品工业有密切关系，发展果品加工生产，有利于充分利用现有果品资源，减少果品损失，丰富食品市场，促进果品生产和发展商品经济。

果香秀 水果酵素是水果的加工产物吗，它有哪些作用呢？

蔬东坡 酵素起源于日本，始于20世纪初，迄今已有上百年的历史。近几年陆续被新加坡、马来西亚、韩国、美国等地引进。酵素就是人体内的催化剂，能够催化我们人体内各种化学反应，加快反应速率，当人体内部的酵素变得很少的时候，人体内的反应速率就会下降很多。给体内补充酵素最简单有效的方法就是服用水果酵素。水果酵素一般由天然植物发酵而成，在饮用过后可以最快速度直接被人体吸收，水果酵素安全，没有副作用。

常绿果树科普区

宽皮柑橘

茶茗媛 宽皮柑橘品种多，主要包括哪些品种呢？

蔬东坡 宽皮柑橘主要包括蜜橘、砂糖橘、金钱橘、金柑、红橘、春甜橘、早熟宫川、沃柑、芦柑、贡柑、椪柑、蕉柑等。

果香秀 选购橘子有哪些妙招呢？

蔬东坡 挑选果形端正、个头均匀、没有畸形的果子，挑选底部颜色基本转黄或橙红、鲜红，局部微带绿色的橘子。如果绿色超过橘子果面50%，

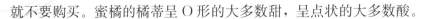

就不要购买。蜜橘的橘蒂呈 O 形的大多数甜，呈点状的大多数酸。

鱼美鲜 如何贮存橘子呢？

蔬东坡 取凉水半盆，加入小苏打 2 勺，搅匀，放入橘子，浸泡 10 分钟左右后取出，放在通风处让果实表面的水自然蒸发，然后用保鲜膜包紧，要注意尽量不要留有空气在内，放置于阴凉环境中贮存，也可放进冰箱贮存。

茶茗媛 食用橘子有哪些宜忌呢？

蔬东坡 橘子虽然好吃，但还是不宜多吃，一天吃橘子最好不要超过 3 个，以免引起"上火"。吃完应及时刷牙漱口，以免对牙齿、口腔造成伤害。橘子与萝卜、牛奶不宜同食；空腹不宜吃橘子；老年人不宜多吃橘子。

鱼美鲜 有的柑橘的果肉颜色呈现红色，红色果肉的柑橘更有营养吗？

蔬东坡 柑橘的果肉颜色呈现红色有两种情况：一种情况是由类胡萝卜素中的番茄红素决定的，如红肉脐橙，番茄红素是一种强抗氧化剂；另一种情况是由花青素决定的，例如血橙是柑橘中唯一含花青素的品种。因此，红色果肉的柑橘更有营养。

油不腻 橘子应该怎样保鲜呢？

蔬东坡 橘子泡大蒜水：将 500 克大蒜切片，加水煮开，晾凉后，把橘子放入水中泡几分钟，然后捞出存放，可保鲜 3 个月。还可将锯末放在纸箱（约 6 厘米厚）的底部，将橘子底朝上放入，置于通风处，可保鲜两个月。此外，柑橘用盆装好后，上面用潮沙铺盖，可不变质。

鱼美鲜 听说柑橘的健康成分不只存在于果肉里，但我们平常吃柑橘一般只吃果肉，柑橘可以烤着吃，对吗？

蔬东坡 柑橘加热之后，可以让柑橘外皮的养分充分渗进果肉里，多吃一口烤柑橘，就等于多吸收一口营养素。柑橘的健康成分不只存在于果肉里，果皮和果肉之间的白色网丝和果粒袋，也都含有丰富的维生素 C 和果胶，所以每天只要吃 2 个烤柑橘，就能摄取 1 日所需的 80％的维生素 C。烤柑橘的具体做法是去除柑橘表皮的果蜡，把柑橘浸泡在 40～50℃的热水中，时间约 1 分钟；把柑橘取出，用布擦干，将橘子用铝箔纸包好，以隔绝空气，把包着铝箔纸的柑橘放入烤箱中烤 10 分钟，即可食用。也可用微波炉对其加热。使用烤箱或微波炉，可以让橘子均匀受热，果皮不易烤焦，比较柔软。

柚 子

茶茗媛 柚子品种多，主要包括哪些品种呢？

蔬东坡 主要包括沙田柚、文旦柚、江永香柚、琯溪蜜柚、红肉蜜柚、胡柚等。

果香秀 柚子有哪些营养成分呢？

蔬东坡 柚肉中含有非常丰富的维生素 C 以及类胰岛素等成分。

油不腻 选购柚子有哪些妙招呢？

蔬东坡 柚子果形以果蒂部呈短颈状的葫芦形或梨形为好，果面油胞较细小、光滑的果，多数为皮薄、肉清甜、脆口的柚子。品质优良的柚子，果面可略闻到香甜气味；轻捏果实，应稍有软感且有弹性。

鱼美鲜 如何科学地贮存柚子呢？

蔬东坡 柚子最好处于通风处存放，温度最好在 10℃以上。最好不要沾水，注意不要让酒沾到柚子，否则会引起腐烂。柚子可以用保鲜袋包装，自然贮藏较好。

茶茗媛 食用柚子有哪些宜忌呢？

蔬东坡 刚买回来的柚子马上吃，可能会感觉水分比较少，甚至很酸，那是因为柚子还没有充分糖化。把柚子上套的塑料袋取下来，约 1 周后再吃，会感觉水分明显增多。柚子不可与螃蟹同食，否则会刺激肠胃；也不可与胡萝卜、黄瓜、猪肝同食，否则会破坏维生素C。

果香秀　葡萄柚到底是葡萄还是柚子呢？这样的名字让人很好奇，葡萄柚的吃法有哪些呢？

蔬东坡　葡萄柚又称为西柚、朱栾。因挂果时果实密集，呈簇生状，似葡萄成串垂吊，故称葡萄柚。葡萄柚是芸香科柑橘属植物，果扁圆至圆球形，比柚子小，果皮也较薄，果心充实、绵质，果肉淡黄白色或粉红色，柔嫩，多汁，爽口，略有香气，味偏酸，个别品种兼有苦味及麻舌味，果期为10—11月。葡萄柚除了当水果吃外，还可以榨成汁，拌沙拉和凉菜；与茶叶配套，当茶喝；做调味品，做海鲜时加适量葡萄柚汁，能起到去除腥味的作用。

橙　　子

鱼美鲜　橙子的品种多，主要包括哪些品种呢？

蔬东坡　主要包括脐橙、血橙、普通甜橙、冰糖橙、锦橙、柳橙、新会橙、糖橙等。

果香秀　橙子有哪些营养成分呢？

蔬东坡　橙子富含大量维生素C和胡萝卜素。

油不腻　选购橙子有哪些妙招呢？

蔬东坡　质佳的橙子，并不一定要又圆又大，以中等大小、皮薄、感觉沉重、颜色佳、富有光泽的为佳；橙子的脐窝部分不要太大，有水果芳香者为佳。

茶茗媛　如何科学地贮存橙子呢？

蔬东坡　将橙子放置在阴凉通风处，可保存半个月，但不要堆在一起存放。

茶茗媛 食用橙子有哪些宜忌呢？

蔬东坡 橙子剥皮时，先用手按住，在桌上揉，橙子皮会容易剥掉。冬天的时候，可以把橙子放在暖气片上烤一会儿，温热后就比较好剥皮了。一般人群均可食用橙子。

杨　　梅

茶茗媛 杨梅上的白色小虫，很让人担心，杨梅吃前需要浸泡吗？

蔬东坡 杨梅上出现的白色小虫是果蝇幼虫，用肉眼很难发现，但是其对人体并无危害。在吃杨梅前，最好先用盐水浸泡 10 分钟左右，可帮助去除隐匿于杨梅果肉中的果蝇幼虫，然后用清水洗干净，放入盛放水果的容器（可以过滤水的那种容器）中静置 20 分钟左右，杨梅就比较干净了，外表的水分也很少了，可以马上食用，也可放入冰箱保鲜。

梅　　子

果香秀 梅子和乌梅之间有什么关系呢？

蔬东坡 梅子就是新鲜的青梅，而乌梅就是青梅经过特殊工艺烘焙之后的产品。从口感来说，乌梅是加工食品，味道更加可口，青梅则更加清爽。乌梅也称酸梅、黄仔、合汉梅、干枝梅，是药食同源的制品，是青梅经过加工后的中药材之一。青梅的味道非常酸，食用之后能刺激味觉，使人有进食的欲望，所以青梅可生津止渴和开胃解郁。乌梅中含钾多而含钠较少，且含有多种有机酸。

茶茗媛 青梅是如何制作成乌梅的呢？

蔬东坡 将青梅制作成乌梅的过程要求精细，5 月间采摘，将成熟的绿色的青梅按大小分开，分别炕焙，火力不宜过大，温度保持在 40℃ 左右。当青梅焙至六成干时，在不破坏表皮的前提下，上下翻动青梅，使其干燥均匀。通常需要炕焙 2～3 天，当果肉呈黄褐色并且表面有皱皮的时候，再闷上 3 天，等待表面完全变成黑色，即得乌梅。

木　　瓜

鱼美鲜　木瓜应该怎样保鲜呢？

蔬东坡　木瓜是不能放入冷藏展示柜保存的水果。展示柜虽然有吸水的功效，但是温差会使木瓜表面出现水分，因而木瓜会出现黑斑。木瓜放在阴凉处可以长时间保存，正确的保存方法应该是先用报纸将木瓜包起来，然后保存。

茶茗媛　吃木瓜有什么禁忌呢？

蔬东坡　孕妇不能吃木瓜，因为怀孕期间吃木瓜会导致子宫收缩，引起腹痛；体质较为虚弱、脾胃虚寒的人不能吃木瓜，因为木瓜是寒性食物，吃了容易腹泻；对木瓜过敏的人群不能吃。

鱼美鲜　木瓜与哪些食物不能同吃呢？

蔬东坡　木瓜和虾一起吃会导致人头昏腹痛，这是因为虾中含有的一种砷，本来是对人体没有害处的，但它与木瓜中的维生素 C 会发生反应，生成有毒物质；韭菜与木瓜相克，韭菜本身营养物质丰富，所含的膳食纤维还可以促进肠胃活动，但它与虾一起食用可能会导致上火；油炸食物和木瓜一起吃，可能会导致腹痛腹泻，所以切忌贪图木瓜的清新解腻；南瓜和木瓜一起吃，营养成分会流失，南瓜含有维生素 C 分解酶，而木瓜中含有很多维生素 C，所以二者不能一起吃。

石　　榴

果香秀　吃石榴时，籽特别多，有时候不想吐籽，但又不习惯连籽一起吃，听说石榴籽可以吃，对吗？

蔬东坡　石榴籽是可以吃的。石榴内含多酚、各类维生素、叶酸和矿物质等多种成分。石榴籽富含维生素 C、维生素 E 和红石榴多酚，这 3 种成分结合起来，就构成了效力惊人的抗氧化剂。有研究显示，石榴的抗氧化能力甚至比红酒和绿茶还要高出 3 倍，石榴的维生素 C 和维生素 E 的含量是红酒和绿茶的 50 倍。

落叶果树科普区

猕 猴 桃

鱼美鲜 近几年，市面上多了一种黄心猕猴桃，其价格比普通猕猴桃贵出好几倍，黄心猕猴桃更有营养吗？

蔬东坡 黄心猕猴桃是猕猴桃的一种，就营养而言，它与普通猕猴桃差不多，只是维生素 C 含量和果实外观、肉质有些差别，它的食味和商品品质好，所以售价高。一个普通大小（100 克）的猕猴桃，至少含有 80 毫克维生素 C，基本能满足成年人一天所需维生素 C 的量。

油不腻 猕猴桃应该怎样保鲜呢？

蔬东坡 猕猴桃果实不耐贮藏，需低温保鲜。在 1～5℃的水果保鲜柜内可贮藏保鲜较长时间。要吃的时候提前几天拿出来，催熟变软后就可以食用了。

果香秀 猕猴桃果实催熟有哪些办法呢？

蔬东坡 猕猴桃属于典型的呼吸跃变型果实，一般在可溶性固形物达到 7％时进行采摘，这个时候的猕猴桃都是硬的。为了使其快点成熟，可以把猕猴桃鲜果装入塑料袋内，再把切开的苹果或香蕉同袋混装，然后将袋口密封 3～5 天，后熟后即可食用。一般每千克猕猴桃放一个切开的苹果，装入的苹果越多，催熟效果越好。经过后熟的果子变软，即可剥皮食用。这个方法的原理是增加乙烯浓度，促进果实后熟。

鱼美鲜 猕猴桃有哪些深加工产品呢？

蔬东坡 猕猴桃果粒果汁：以猕猴桃鲜果果肉为原料，直接使用猕猴桃原汁，不经过压缩处理，是不含白砂糖的天然营养健康饮料。

猕猴桃酒：猕猴桃酒是果酒之一，其营养成分和功效都远高于葡萄酒。猕猴桃酒色泽晶亮透明，微黄带绿色，带有浓郁的果香，入口醇厚、爽口。猕猴桃酒含有丰富的维生素、氨基酸和大量的多酚。

茶茗媛 猕猴桃的营养最为丰富全面吗？

蔬东坡 世界上消费量最大的前 26 种水果中，猕猴桃的营养成分最为丰富全面。猕猴桃中的维生素 C、氨基酸及锌、钙、铁、镁等营养元素含量高。在前三位低钠高钾水果中，猕猴桃比香蕉和柑橘含有更多的钾而位居榜首。同时，猕猴桃中的维生素 E 及维生素 K 含量被定为优良，脂肪含量低且无胆固醇。与其他水果不同的是，猕猴桃含有多种营养成分，大多数水果富含一两种营养成分，而猕猴桃可提供维生素 A、胡萝卜素、硫胺素、核黄素、尼克酸、维生素 C、维生素 E 等人体所需营养成分。每 100 克猕猴桃鲜样中维生素含量一般为 100～200 毫克，高的达 400 毫克，一颗猕猴桃基本能提供一个人一日维生素 C 需求量，其维生素 C 含量为柑橘的 5～10 倍；糖类含量为 8%～14%，酸类含量为 1.4%～2.0%，还含有丰富的酪氨酸、丙氨酸等 17 种氨基酸。

葡　　萄

茶茗媛 吃葡萄时有哪些注意事项呢？

蔬东坡 需要注意以下六点：一是要彻底清洗。从水果店买来葡萄后，一定要清洗干净，彻彻底底、从头到尾地清洗。因为葡萄表皮可能会有残留的污物，而我们在吃葡萄的过程中，嘴巴难免会碰到葡萄皮的，这不利于身体健康。告诉大家一个好办法，用盐水将葡萄浸泡 10 分钟，就会把残留在表面的污物清理得很干净。二是不能与牛奶一起吃。众所周知，葡萄中含有丰富的维生素 C，它会与牛奶中的有些成分发生化学反应，对胃造成伤害，有时也会让人拉肚子，严重者还会呕吐。三是要漱口护牙。发酵糖类含有对牙齿有害的成分，而有些葡萄含有多种发酵糖类物质，对牙齿有较强的腐蚀性，所以如果吃完葡萄后不漱口，口腔中的葡萄残渣易引起龋齿等问题。四是吃完葡萄后，忌吃海鲜。沿海地区的人有吃海鲜的习惯，而葡萄、山楂、石榴、柿子等水果都不能与海鲜混在一起吃，一旦同食，就可能出现呕吐、腹胀、腹痛、腹泻等症状。因为这些水果含有鞣酸，鞣酸遇到海鲜中的蛋白质会凝固、沉淀，形成不容易消化的物质。五是吃完葡萄后，别喝水。如果吃完葡萄后立刻喝水，很容易马上引起腹泻。这是因为葡萄本身有助于通便润肠，如果吃完葡萄后立即喝水，胃还来不及消化吸收，水就将胃酸冲淡了，葡萄与水、胃酸急剧氧化、发酵，加速了肠道蠕动，产生腹泻。六是葡萄性寒凉，因此脾胃不和、虚寒泄泻时应忌食。

茶茗媛 葡萄果实中有哪些主要营养成分？

蔬东坡 据测定，葡萄浆果除含水分外，还含有 15%～30% 的糖类（主要是葡萄糖、果糖和戊糖）、各种有机酸（苹果酸、酒石酸以及少量的柠檬酸、琥珀酸、没食子酸、草酸、水杨酸等）和矿物质，以及各种维生素、氨基酸、蛋白质、碳水化合物、粗纤维、钙、磷、铁、胡萝卜素、硫胺素、核黄素、尼克酸、抗坏血酸、卵磷脂等。

桃　子

油不腻 桃子应该怎样挑选呢？

蔬东坡 首先，好的桃子果大，形正，果色鲜亮，无伤、无虫蛀斑，外观好看；其次，成熟的白桃和红桃果皮多为白色，黄桃为深黄色，顶端和向阳面呈现红色，果皮越亮越好。可以用鼻子闻一闻，香味浓的就好；可用手捏一下，手感过硬多是尚未成熟的，过软的为过熟桃，肉质极易下陷的已腐烂变质，都不好。如果可以先尝后买，则果肉白净、肉质细嫩、果汁多、甜味浓并有该品种桃特色的是好桃子。

果香秀 吃桃子前应该怎样清洗呢？

蔬东坡 桃子一般分为有毛桃和无毛桃。对于清洗不好的桃子，有的人会对桃毛产生皮肤不适或肠胃不适。清洗桃子时将桃子放在温水中，再撒少许盐，轻轻揉，桃毛就会很快脱落。也可在清水中放入食用盐，将桃子浸泡 4 分钟，搅动，桃毛就会自动脱下。还可用碱水浸泡片刻，不用搓，桃毛就能脱下来。

茶茗媛 桃子有哪些营养价值呢？

蔬东坡 桃子性味温和，其铁含量为苹果和梨的4～6倍，如能经常食用，可使身体更加健康。现代研究认为，桃是一种营养价值很高的水果，每100克桃含蛋白质0.8克、脂肪0.1克、糖类7克、粗纤维4.1克、钙8毫克、磷20毫克、铁1.0毫克、胡萝卜素0.01毫克、硫胺素0.01毫克、维生素E 0.02毫克、尼克酸0.7毫克、维生素C 6毫克，尚有多种挥发油和有机酸。另外，桃子中还含有苹果酸和柠檬酸。桃子的主要成分是蔗糖，桃子中含有的纤维成分也是非常丰富的。桃子中铁含量较高，在水果中几乎居首位。正因为桃子含有多种营养成分，所以素有"桃养人"之说。

油不腻 吃桃子有哪些禁忌呢？

蔬东坡 桃虽好吃，但有食用禁忌：一是未成熟的桃子不能吃，否则会腹胀或生疖痈；二是即使是成熟的桃子，也不能吃得太多，吃得太多会令人生热上火；三是烂桃不可食用；四是桃子忌与甲鱼同食；五是糖尿病患者血糖过高时应少食桃子；六是多病体虚的病人以及胃肠功能太弱的病人不宜食用，因为桃子会增加肠胃的负担。若桃子上有农药，吃了会拉肚子。另外，如果桃子是从树上刚摘下来的，最好要放半天再吃，等它的暑气散去再吃比较好；没有完全成熟的桃子最好不要吃，吃了易引起腹胀或腹泻。

果香秀 桃子如何保存呢？都有哪些吃法呢？

蔬东坡 桃子的存放环境应该注意通风干燥，不宜放到冰箱中，否则桃子的味道就变了。桃子通常用来生吃，也可制作成桃脯、罐头、桃酱等美味的小吃。一是养血润燥桃果酱：将熟桃子4只（约500克）去皮、去核，把桃肉刮入锅中，另加洗净的桑葚（约250克）、白糖（约250克）及水（约500毫升），一起煮沸，再用文火加热，搅成浆状后，放入松子仁、核桃仁、黑芝麻末（各约100克）再煮沸10分钟左右，停火，待温热时即可取食。二是清热脆桃西瓜杯：取约1 000克重的小西瓜，从中间切开，挖出瓜瓤，去籽另放，所剩瓜皮即为西瓜杯。将脆桃2个（约250克）去毛洗净，切小片（去核），香蕉2只（约250克）去皮切片，李子8个（约150克）洗净，切片去核。将桃片、香蕉片、李子片、西瓜瓤片（适量）混合，加入白糖搅匀，分装入两个西瓜杯中，置冰箱内冷藏 30 分钟后即可食之。三是补气补虚桃皮糖：取鲜桃 2 000 克，洗净去核，切块，与白糖 500 克混合，晒去水分。四是蜂蜜桃汁饮：取蜂蜜 20 克，鲜桃 1 个，先将鲜桃去皮、去核后压成汁，再加入蜂蜜和适量温开水即成。每日饮用 1～2 次，每次 100 毫升。五是桃胶玉米须：取桃胶 15 克，玉米须 60 克，将其入锅，加适量水，煎汤。

李　子

鱼美鲜 孕妇特别喜欢吃酸东西，吃李子有益吗？

蔬东坡 李子能促进胃酸和胃消化酶的分泌，有增加肠胃蠕动的作用，因此孕妇可吃李子。但李子一天不宜食用过多，吃多了会引起肠剧烈蠕动，让人感到肠胃不适。

樱　桃

茶茗媛 樱桃有哪些食用禁忌呢？

蔬东坡 樱桃虽好，但也要适量吃，过量食用会增加胃肠的额外负担。樱桃为温性食物，大量食用易上火。选樱桃时应注意，选择连有果蒂、色泽光艳、表皮饱满无凹陷者。樱桃不易保存，最好新鲜食用。如果当天未能吃完，务必置于冰箱冷藏保存，且保存时间不能过长。樱桃属浆果类，容易损坏，所以一定要轻拿轻放。樱桃含钾量很高，每 100 克含钾 258 毫克。

果香秀 我们女性经常容易贫血，听说樱桃的含铁量是水果之最，对吗？

蔬东坡 樱桃成熟时颜色鲜红，玲珑剔透，味美形娇，营养丰富，有"含桃"的别称。在水果家族中，一般水果的铁含量较低，而每 100 克樱桃中含铁量多达 59 毫克，居于水果首位，其维生素 A 含量比葡萄、苹果、橘子高 4～5 倍。此外，樱桃中还含有 B 族维生素、维生素 C 及钙、磷等矿物元素。

蓝　莓

 鱼美鲜　蓝莓有哪些营养价值呢？

蔬东坡　蓝莓的好处很多，它含有的抗氧化剂远远多于其他新鲜蔬菜水果。此外，蓝莓还富含类黄酮。

黑　莓

油不腻　黑莓有哪些营养价值呢？

蔬东坡　黑莓的营养价值高，其维生素 C 含量是蓝莓的 2 倍。此外，黑莓中的纤维素含量高于大多数其他水果。一把黑莓含纤维素 8 克，比两杯小麦中纤维素含量还高，有助于更好地满足人体 25 克纤维素的日需求量。纤维素对消化道健康极其重要。

茶茗媛　食用黑莓的禁忌有哪些呢？

蔬东坡　黑莓味甜多汁，颜色鲜艳，一般人群都可以食用。孕妇能吃黑莓。孕妇吃黑莓以紫黑色的为佳，黑莓含有大量的黑莓维生素，适合孕妇食用。黑莓性寒，含有丰富的活性蛋白、维生素、氨基酸、胡萝卜素等物质。但是黑莓偏寒，体质偏寒的产妇建议少吃或不吃。幼儿可以食用黑莓，但不宜多吃，这是因为黑莓含有大量的胰蛋白酶（蛋白酶的一种）抑制物——鞣酸，可抑制肠道内多种消化酶活性，致使肠道消化酶不能清除 C 型产气荚膜杆菌 β 毒素而引起出血性肠炎。过量食用黑莓会影响人体对铁、钙、锌等物质的吸收。黑莓富含糖分，因此，糖尿病患者应咨询医生，谨慎食用。黑莓忌用铁器盛放，因为黑莓分解的酸性物质，会与铁产生化学反应而导致人中毒，重者可死亡。黑莓中含有溶血性过敏物质及透明质酸，过量食用后容易发生溶血性肠炎。脾虚便溏者不宜吃黑莓。

油不腻　如何科学地吃黑莓呢？

蔬东坡　黑莓食用之前一定要清洗干净。想要把黑莓洗干净，最好用自来水不断地冲洗，流动的水可避免农药渗入果实中。洗干净的黑莓不能立即食用，最好再用淡盐水或淘米水浸泡 5 分钟，然后再用清水洗净。淡盐水可以杀灭黑莓表面残留的有害微生物；淘米水呈碱性，可促进呈酸性的农药降解。洗黑莓时，切忌把黑莓蒂摘掉，去蒂的黑莓若放在水中浸泡，残留的农药会随水进入果实内部，造成更严重的污染。此外，也不能使用洗涤灵等清洁剂浸泡黑莓，这些物质很难清洗干净，容易残留在果实中，造成二次污染。

草 莓

果香秀 吃草莓有什么好处呢？

蔬东坡 草莓含有大量的果胶和丰富的膳食纤维素，每天饭后吃草莓可以促进肠道蠕动，加快食物消化，同时还可以吸收并分解脂肪。草莓是低热量水果，平均每 100 克只有 134 千焦，比苹果、梨、桃、橘子热量都要低，也就是说我们吃的量可以更多，不用担心会摄入过多的热量而变胖，草莓的含糖量也很低，连 7% 都不到，同时草莓中富含丰富的维生素 C、原花青素、花色苷，它们具有抗氧化的功能，尤其是草莓的维生素 C 含量为 47 毫克/100 克，比柠檬还要多一倍。草莓对人体健康非常有益，含有很多人体所需要的氨基酸、矿物质和维生素。

鱼美鲜 草莓是"水果皇后"吗？

蔬东坡 草莓营养价值丰富，被誉为"水果皇后"，草莓含有丰富的维生素 C、维生素 A、维生素 E、维生素 PP、维生素 B_1、维生素 B_2、胡萝卜素、鞣酸、天冬氨酸、草莓胺、果胶、纤维素、叶酸、铁、铜、钙、鞣花酸与花青素等营养物质。

油不腻 草莓有哪些深加工产品呢？

蔬东坡 速冻草莓：选用新鲜、无病虫、无损伤、八九成熟的草莓果作原料。先用流动的清水冲洗去除泥土等杂物，然后摘去果蒂、萼片，并按大小规格分级。不加糖的可将整果直接速冻；若加糖，先将草莓按果重量的 17%～25% 加入白糖充分拌匀，按定量装入薄膜食品袋内密封好，放在冻结装置内快速冻结，在 40～60 分钟内迅速达到 -35℃。冻结后，就可装箱外运销售。食用时，未加糖的冻果以半解冻为好，加糖的冻果可完全解冻。

草莓酱：草莓酱是果酱中的主要品种，堪称果酱之王。草莓酱的产量占果酱的 60%～70%，其次是橘子酱、苹果酱、杏酱、什锦果酱等。

草莓酒：挑选新鲜即将成熟的草莓，轻轻洗净，摘去果蒂，沥干水分，动作要小心，以免伤到果实；柠檬切成圆片；将草莓放入酒器中，加入白砂糖和柠檬片，加盖浸泡，约 3 周后，草莓脱色，取出草莓和柠檬，即可饮用。

树　　莓

鱼美鲜 蓝莓和桑葚听说得较多，也在水果店比较常见，但树莓很少听说，请介绍一下树莓吧？

蔬东坡 树莓作为果树栽培在欧美已有百年历史，主要分布于北半球的温带和寒带，俄罗斯、波兰、德国、美国、加拿大等国的树莓年产量都在万吨以上。

茶茗媛 树莓有哪些营养价值呢？

蔬东坡 树莓含有大量的维生素 C、维生素 E、超氧化物歧化酶、γ-氨基丁酸等抗衰老物质，以及鞣花酸等抗癌物质，其中维生素 E 和鞣花酸含量为所有水果之最。

油不腻 黑莓、树莓、桑葚这些水果仅从外形看，都长得很像，请问它们有哪些差异，如何区分呢？

蔬东坡 这个问题很有代表性，让我来一一告诉大家。首先，外观上有区别，黑莓、树莓都是圆状的，而桑葚是长椭圆形的，桑葚属于聚花果，呈长穗状，它的中间有一条贯穿心的绿梗。桑葚和树莓一样保鲜期非常短。黑莓和桑葚的外形和颜色非常相似，不过它们两个却是不同的水果，黑莓是蔷薇科的聚合果，而桑葚是桑科的聚花果。另外，树莓和黑莓味道是酸甜的，而且树莓的果肉吃起来是非常软的，黑莓果肉吃起来水分和籽比较多一些。经过测量，桑葚的糖度值为 8.9%，树莓的糖度值为 11.8%，黑莓的糖度值为 8.6%。

桑　葚

鱼美鲜 桑葚有什么营养价值？

蔬东坡 桑葚又名桑枣、桑果、乌葚等，刚结果时为青色，进而变为棕红色，成熟后最终为黑紫色。桑葚味甜多汁，营养价值极高，其营养价值是葡萄的 4 倍，是苹果的 5～6 倍。除此之外，桑葚中还含有丰富的花青素、维生素 C、鞣酸、苹果酸、脂肪酸及类脂、芳香油（约 1%）、磷脂（0.41%）、无机盐和氨基酸等营养素物质。有测算数据显示，每 100 克桑葚中含碳水化合物 12.9 克、脂肪 0.4 克、蛋白质 1.6 克、膳食纤维 3.3 克、维生素 E 13 毫克、维生素 B_1 20 微克、维生素 B_2 50 微克、胡萝卜素 20 微克、钾 32 毫克、锌 0.25 毫克、硒 4.8 微克。

茶茗媛 能介绍一下桑葚酒吗？

蔬东坡 桑葚具有抗氧化性主要是因为桑葚中富含有维生素、胡萝卜素、果胶、苹果酸、柠檬酸、花色素类酚、总酚、类黄酮、原花青素、总花色苷等物质。桑葚酒的原材料为桑葚，它利用现代酿造工艺，使桑葚里的所有营养成分都保留在桑葚酒里。目前市场上桑葚酒的酿造方法主要有两种，即原汁酿造与原果酿造，两者的区别是：原汁酿造须把桑葚榨成汁去掉渣后再进行酿造（这会损失掉一些营养成分），而原果酿造则保留了桑葚所有营养成分。

枣

果香秀 市场上的鲜枣，有的红有的不红，选购鲜枣时，是不是越红越好呢？

蔬东坡 鲜枣不是药材，而是一种药食同源的美味水果。每 100 克鲜枣中维生素 C 含量高达 243 毫克，约是猕猴桃的 4 倍。更值得一提的是，酸枣的维生素 C 含量是其他鲜枣的 2～3 倍。鲜枣在成熟过程中果皮逐渐变红，果肉甜度和软度上升，但维生素 C 含量却在下降，建议购买时挑选成熟度稍低的鲜枣。

茶茗媛 红枣是冬枣晒干得到的吗？

蔬东坡 红枣和冬枣都是枣的一种。冬枣因为每年成熟得比较晚，故名为冬枣。冬枣果大，皮薄而肉脆，维生素含量丰富，主要用来鲜食。红枣是将大枣晒干处理后做成的，属干果。

鱼美鲜 红枣吃之前都习惯清洗一下，请问清洗红枣有哪些讲究呢？

蔬东坡 不要用洗涤剂清洗红枣，洗涤剂本身含有的化学成分，容易残留在红枣上，对人体健康不利。此外，也不要在水中浸泡红枣过长时间，否则红枣内的维生素等营养物质会逐渐流失，使营养价值降低，而且溶解于水的农药有可能反渗入红枣中。

无 花 果

果香秀 我喜欢吃甜性水果，比如无花果，选购无花果有什么好方法呢？

蔬东坡 好的无花果果身是软的，皮薄得一蹭就掉，果的尾部微微开裂，打开果实里面的花序排列整齐，有上了糖的光泽，这个时候的无花果才是最好吃的。一般商家采摘时成熟度控制在7～8成，从采摘到上架在24小时内，买到的无花果成熟度在9成左右，所以买到后立刻吃掉口感最佳。

米小颜 无花果一年可以结几次果呢？

蔬东坡 无花果树虽是落叶果树，但喜温暖，耐寒性较弱。在冬季气温较低地区及早春遭晚霜地区，容易产生冻害，甚至全株枯死。所以要考虑当地冬季气温、夏季阴雨天气情况，只有对气象灾害采取相应防御措施，才能确保无花果优质高产。至于有果没果应该和树龄及养分供应是否充足、种植环境等有关系。很多人以为无花果一年只可以结一次果，其实在好的技术和环境条件下，无花果一年中可以多次结果。6月中旬到10月为无花果主要的产果期。

油不腻 无花果有花吗？

蔬东坡 无花果是开花的，它的花在总轴的顶端向下凹进去，长成一个肥厚的肉质空心圆球，球顶有一个木封死的小孔。用刀把圆球切开，在空腔周缘的上端可以看到许多小雄花，下端有小雌花，无花果靠虫媒传粉，在开花的季节，有一种虫子从小孔钻进去帮助它传粉。

苹　　果

茶茗媛 苹果应该怎样保鲜呢？

蔬东坡 苹果的存放目的一是防止腐烂，二是防止干瘪，可以放在水果保鲜柜里保鲜。为了防止腐烂，要选择质量较好、没有烂点的苹果，并放在温度尽可能低的地方，当然不能上冻。防止干瘪的方法：用一个带几个小孔的塑料袋将苹果装好，并扎紧袋口，放入缸或桶里。隔一段时间要打开检查一下，有坏的一定要拿出来，以免影响好的。如果发现苹果发干了，可喷点儿凉水。

油不腻 苹果醋是怎么制作的？

蔬东坡 苹果用少许盐搓洗，去除脏物及果蜡，然后让其表皮自然晾干；将苹果去核，切成薄薄的斜片；容器先用开水煮一下，自然挥发水分，然后在容器中按一层苹果一层冰糖的顺序往上码，码到离瓶口2厘米左右（即基本码满）时，将剩下冰糖全倒上；往容器中注入米醋，米醋须淹过苹果片，然后在瓶口封上保鲜膜，盖上盖子，在较温暖处放置三个月以上，那时苹果全部呈黄褐色且呈干枯状浮于醋中，而醋却呈现清亮的金黄色。饮用苹果醋前注意先将苹果捞出，用多层纱布将醋过滤2遍左右，以去掉残留在醋中的果肉。

油不腻 听说身体需要酸碱平衡才健康，吃苹果有利于维持酸碱平衡吗？

蔬东坡 苹果是碱性食品，苹果在体内代谢后可以产生碱性物质，中和体内过多的酸性物质（主要是鱼、肉、蛋等酸性食物在体内产生的酸性代谢产物）。因此，吃苹果的确利于维持酸碱平衡。

鱼美鲜 苹果是酸味的，为什么是碱性食品呢？

蔬东坡 酸性食品和碱性食品的划分不是根据口感，而是根据食物在人体内最终的代谢产物来划分的。如果代谢产物内含钙、镁、钾、钠等阳离子，即为碱性食物；代谢产物内硫、磷较多的即为酸性食物。水果中虽然含有各种有机酸，在味觉上呈酸性，但这些有机酸在人体内经氧化，生成二氧化碳和水而排出体外，而水果中存在的矿物质属于碱性元素，所以有些水果（如香蕉、梨、苹果、草莓、柿子等）在生理上却属于碱性食品。

米小颜 听说吃苹果会伤牙，怎样吃苹果最科学呢？

蔬东坡 吃苹果有益于健康，这一点毫无疑问。但如果吃苹果后，在口腔或牙床中残留部分酸性物质，就会伤害牙齿。英国伦敦大学国王学院牙科研究所研究发现，吃苹果的人发生牙质损伤的危险比不吃苹果的人高 3.7倍。建议吃苹果最好搭配牛奶或一片奶酪，有助于中和酸性物质；吃前刷牙，给食物和牙齿之间加上一道屏障；把苹果切成小块，用牙签扎着吃；吃完及时漱口。

柿　　子

茶茗媛 吃鲜柿子需要注意什么呢？

蔬东坡 新鲜的柿子含碘量很高。值得注意的是，柿子不可以和含碘量高的海带同时食用，否则会生成不溶性物质或胃结石，导致胃肠道不适。同时，贫血患者不宜多食柿子，因柿果中含有的鞣酸（涩味）会影响人身体对铁的吸收。

鱼美鲜 空腹时能不能吃柿子呢？

蔬东坡 柿子中含有丰富的膳食纤维，高纤维食物会促进大肠蠕动，促进排便。但有少数人过量食用柿子，例如有肠易激综合征或其他肠病的人，便会造成腹泻。柿果中含有大量鞣酸，空腹吃易导致胃柿石，出现腹泻等症状。

油不腻 柿子吃多了会怎么样呢？

蔬东坡 一般认为，在不空腹的情况下，每次吃柿子不超过 200 克为宜。柿子摄入量过大，会引起肠道功能紊乱，对胃产生刺激反应，产生呕吐、反胃、反酸等情况。首先建议的是吃中药调理。偶尔一次食用过量问题不大，但如果长期过量食用，建议去医院做一次全面系统的胃检查，严重的话还需要到医院做胃镜治疗。柿子属于寒性食物，食用过量会让肠胃产生痉挛性疼痛，甚至灼烧感，这时可以尝试口服铝镁片（复方胃友片）来缓解疼痛。在胃酸的作用下，柿子中大量的鞣酸物质会与食物中的钙、锌、镁、铁等矿物质凝结成大小不等的块状，不被人体所吸收，造成矿物质缺失。柿子中的含糖量高于一般水果，所以吃柿子容易产生饱腹感，继而影响食欲，减少正餐摄入量。

果香秀 柿子能当主食食用吗？

蔬东坡 柿子中含有丰富的蔗糖、葡萄糖、果糖等糖分，其糖分含量比一般的水果高出 1～2 倍。此外，柿子含有较高蛋白质以及各种维生素、碘、钙、磷、铁等人体日常所需的微量元素。柿子中还含有丰富的果胶，这是一种水溶性的膳食纤维。因为柿子营养丰富，许多人还会把柿子当作主食食用。不过值得一提的是，柿子中含有大量的单宁酸，这种物质会影响身体对铁质的吸收，所以不宜过量食用。

鱼美鲜 孕妇能吃柿子吗？孕妇吃柿子有什么好处吗？需注意什么呢？

蔬东坡 孕妇可以吃柿子，但尽量少吃柿子皮，而且吃柿子的同时不要吃与柿子相克的食物，不宜多吃，一次不超过 200 克。柿子宜饭后 1 小时食用，吃完要漱口。柿子含有大量的维生素 A、维生素 C 和鞣酸。柿子内含有的果胶，是一种水溶性的膳食纤维。有糖尿病的孕妇不宜吃柿子。贫血和患有慢性胃炎、消化不良等胃动力功能低下的孕妇也不宜吃柿子。

杏

油不腻 食用杏有哪些注意事项呢？

🧑 **蔬东坡**　杏一定不能空腹吃，因为空腹食用杏会对胃造成极大损害。每天食用杏4～5个为宜，不能过多食用。俗话说："桃养人，杏伤人。"杏不宜与生湿类食物同吃。杏仁不宜大量食用，食用过多可导致中毒。

番　茄

🧑 **鱼美鲜**　番茄应该怎样保鲜呢？

🧑 **蔬东坡**　番茄不宜入水果保鲜柜冷藏，保存时，将六分熟的番茄放入保鲜袋中，扎紧口置于阴凉处，每日打开袋口一会儿通风换气，如袋内出现水蒸气，可用干净毛巾擦干后再扎紧袋口，袋中番茄会渐渐成熟。

热带水果科普区

🧑 **油不腻**　常见的热带水果有哪些呢？

🧑 **蔬东坡**　顾名思义，热带水果就是生长在热带地区的水果。热带水果有椰子、杧果、菠萝、波罗蜜、荔枝、香蕉、龙眼、阳桃、木瓜、番石榴、榴梿、芭蕉、柠檬、橄榄、红毛丹、酸角、腰果、山竹、番木瓜、番荔枝等。晚熟杧果为四川攀枝花盐边县特有的热带水果，具有晚熟的特点。

杧　果

🧑 **油不腻**　身边有的人吃杧果时容易过敏，这是什么原因？如何预防吃杧果过敏呢？

🧑 **蔬东坡**　由于鲜杧果中含有的一些成分与油漆中所含成分类似，对皮肤黏膜刺激作用大，因此有的人吃杧果时容易过敏，如面部红肿、发炎，严重者会出现眼部红肿、疼痛现象，临床上称为杧果皮炎。杧果过敏虽无生命危险，但奇痒难忍，相当痛苦，如果处理不当还会出现水泡和糜烂。吃完杧果后，最好用清水将黏附在皮肤上的杧果汁液清洗干净。最好把杧果切成小片后再少量食用，吃完后一定要洗手、漱口。过敏严重者最好不要食用。杧果皮里的刺激物最多，吃的时候不要齐啬，多削一点皮。吃的时候用勺子送，不要碰到嘴唇。

荔　　枝

果香秀　荔枝应该怎样保鲜呢？

蔬东坡　先给大家做个对比试验吧。把新买来的荔枝分成两份，一份留在袋子里，一部分拿出来。袋子里的荔枝用普通方法放在水果保鲜柜里冷藏，另外一份将每个荔枝都用面巾纸包上，放进袋子里，再放入水果保鲜柜冷藏。一周后拿出来再看，按普通方法放进水果保鲜柜的荔枝都干了，剥开看里面还有坏的，闻起来也有酸味了。而用面巾纸包着的荔枝皮还是新鲜的，看起来还跟新买来的一样，剥开再看，一周后的荔枝肉还透亮光鲜，因此，可用此法保鲜荔枝。这个小窍门同样适用于杨梅、草莓等。

榴　　梿

茶茗媛　普通的水果含有较高的水分，榴梿是一种什么样的水果呢？听说一个榴梿的营养等同于三只鸡，对吗？

蔬东坡　榴梿素有"热带水果之王"的美称，民间也流传着"一个榴梿三只鸡"的说法，以此来赞美榴梿营养价值之高。榴梿不同于普通的水果含有较高的水分，而是典型的高糖高脂的水果，每 100 克榴梿中有 3.9 克脂肪和高达 34.1 克的碳水化合物（其中糖类和淀粉各占约 12 克），因此在高热量水果排行榜中，它绝对能排得榜前几名，其热量约为 615 焦耳/100 克，而香蕉也就 381 焦耳/100 克。

鱼美鲜　如何挑选榴梿呢？

蔬东坡　好的榴梿有以下四个特点：榴梿皮两个相邻的刺，能捏动；闻一闻，榴梿香味浓；榴梿底部会有明显的纹路或裂开；摇一摇，感觉有果肉晃动。

茶茗媛　榴梿果肉吃完后，剩下榴梿的种子经常被丢掉了，听说榴梿的种子可以吃，对吗？

蔬东坡　榴梿的种子富含蛋白质，炒熟或煮熟后去壳吃，味道类似板栗，吃了能够增加体力。可以将榴梿种子放入锅里用水淹着，中火煮 20 分钟左右，捞出来过冷水。小心剥开核皮，这个核内肉质的质感和其他坚果类似，煮熟之后食用有点粉的感觉。榴梿种子还可以用来煲汤。相对于榴梿果肉，榴梿的种子质地较温和。

柠　　檬

油不腻　柠檬的加工品有哪些呢？

蔬东坡　柠檬可制成干柠檬片，人们喜欢将干柠檬片泡水饮用。柠檬还可以制作成柠檬啤酒、柠檬果醋或者其他休闲饮品（如碳酸饮料等）。柠檬汁还可以加入面点制品来增添风味。

果香秀　我喜欢用干柠檬片泡水喝，是用干柠檬片泡水喝好，还是用新鲜柠檬片泡水喝好呢？

蔬东坡　柠檬中含有的维生素易被氧化，干柠檬片与鲜品柠檬片相比，维生素 C 的含量相对要低一些，建议用新鲜柠檬片泡水喝。

鳄　　梨

油不腻　鳄梨有什么营养价值？

蔬东坡　鳄梨原产于中美及墨西哥湿润地区。鳄梨为一种营养价值很高的水果，鳄梨含有多种维生素、丰富的脂肪和蛋白质，以及钠、钾、镁、钙等矿物质元素，吉尼斯世界纪录甚至把鳄梨评为最有营养的水果。鳄梨在中美洲（原产地）享有"生命之源"的美誉，是一种非常珍贵的水果。

枇　　杷

果香秀　红肉枇杷和白肉枇杷各有什么特点？

蔬东坡　枇杷品种很多，按果肉色泽可分为红肉枇杷及白肉枇杷，前者肉橙红色或橙黄色，后者肉白色，尚有红白杂交而近于白色者。一般红肉枇杷生长强健，易栽培，产量高，果皮厚，肉质较粗，耐贮运，适于制罐头；白肉枇杷生长较弱，栽培较难，较低产，果皮薄，成熟期多雨易裂果，肉质细、品质好，适于鲜食。

山 竹

鱼美鲜 山竹比较容易坏，有时候买回去有不少坏的，挑选山竹有什么好方法呢？

蔬东坡 教你"四看"挑选法：一看颜色。挑颜色深紫、外壳光洁、颜色新鲜的山竹。二看果蒂。果实连接山竹枝的部位颜色越绿，果实越新鲜。如果此部位颜色是褐色或者变黑了，说明放置时间太长了。三看果壳。果壳比较软，有弹性，轻压之后能迅速恢复，则是新鲜的，如果太硬、捏不动，则太老了。四看重量。两个大小相近的山竹，选择重一点的，它水分多、新鲜，而重量轻的则可能是被风吹干了。

酸 角

米小颜 酸角这种热带水果没有怎么听说过，它来自哪里呢？

蔬东坡 酸角是云南特有的热带水果，经常被制成酸角糕。

红 毛 丹

米小颜 红毛丹都是红的吗？

蔬东坡 红毛丹是一种珍稀的热带水果。红毛丹不仅有红色的品种，还有金黄色的品种，目前主要种植在海南等热带、亚热带地区，主要种植品种多达 7 个。

油不腻 红毛丹真的长毛了吗？

蔬东坡 红毛丹就像是长了毛的荔枝，它的食用方法和口感与荔枝很像，但红毛丹与荔枝是两种不同类型的水果。红毛丹的表面覆盖了很多软刺，这是它的表毛，正是这些表毛形成了它独特的外观。红毛丹不离核，因此它的果肉会与外种皮粘连。

鱼美鲜 怎么挑选与保存红毛丹呢？

蔬东坡 红毛丹要挑选果实颜色鲜艳且果皮较硬的果，这样的果实比较新鲜，如果果实放置太久，果皮会有凹陷且发生褐变甚至发黑。另外，尽量选择软刺、柔软、有弹性的果实，这样的果实成熟度适中。红毛丹在采摘后容易发生褐变与失水，吃不完的可放置于冰箱中保存一周左右，保持干燥，尽快食用。

波罗蜜与榴梿蜜

油不腻 波罗蜜跟菠萝是什么关系呢？

蔬东坡 波罗蜜是多年生常绿乔木。波罗蜜的花雌雄同株，它的果是聚花果，当花被管长大成熟后就成了它的果实，而菠萝是凤梨科、凤梨属的草本植物，两者并不是同类型的水果。波罗蜜长在树上，而菠萝是长在地上的。之所以两者名字相像，是因为它们的果实外表都有凸起状的组织，但菠萝的果实表面有芽眼且带刺，而波罗蜜的果苞表面是圆润的小疙瘩。

果香秀 榴梿蜜到底是榴梿还是波罗蜜呢？

蔬东坡 榴梿蜜是最近几年新出的热带水果品种，它与波罗蜜是近亲，都是桑科、波罗蜜属的多年生常绿乔木。榴梿蜜的外形像是缩小版的波罗蜜，果肉也是由多个果苞组成。榴梿蜜由波罗蜜与榴梿杂交培育而来，它的气味是波罗蜜和榴梿的综合体，质地与口感偏向榴梿，与波罗蜜的湿苞类似。

鱼美鲜 波罗蜜的种子能吃吗？如何食用呢？

蔬东坡 波罗蜜的种子可以吃，但是需要在煮熟之后食用。波罗蜜的种子除了跟波罗蜜一样含有丰富的维生素和氨基酸，还含有钙、铁、镁等矿物质元素，且热量比较低。熟了的波罗蜜种子可以直接剥皮吃，口感类似煮熟的板栗，也可在煲汤的时候加入波罗蜜种子，用波罗蜜种子炖出来的汤不仅味道鲜，营养价值也很高。

米小颜 在剥波罗蜜时，那黏黏的汁液是什么？黏在手上后应如何清洗呢？

蔬东坡 这种黏黏的汁液是波罗蜜的胶，初始为乳白色，后续会氧化成黑色，其黏性很高且不易清洗，因此在剥波罗蜜时尽量避免沾到衣服上。在剥波罗蜜之前，先用食用油将手和刀具都充分涂抹一遍，这样黏液就不会黏到手了，也可戴上塑胶手套。若波罗蜜胶黏在手上，可在手上涂抹适量的食用油，然后均匀地揉搓使食用油涂抹整个有胶的部位，食用油对胶能起到溶解作用，用盐粒摩擦，最后用洗洁精洗净。

茶茗媛 怎样挑选成熟的波罗蜜呢？

蔬东坡 要挑选成熟的波罗蜜，首先要看果皮的颜色，成熟的波罗蜜颜色为棕黄色；另外，成熟后的波罗蜜果皮是软的，用手按一下具有弹性，拍拍波罗蜜的外壳，声音比较沉闷、浑浊，成熟的波罗蜜划开一个口子后，用手就能够轻易掰开；最后闻气味：成熟的波罗蜜会有一股浓郁的甜香味，没熟的气味很淡。

番 石 榴

米小颜 番石榴是石榴吗？

蔬东坡 番石榴是桃金娘科的常绿乔木，又名芭乐。番石榴外表皮光滑有凸起，和常见的石榴果实性状较为相似，因此它的名字中用了"石榴"二字，又因为起源于藩外，所以称之为"番石榴"。但番石榴不是石榴。

油不腻 番石榴有籽吗？

蔬东坡 番石榴的果实通体包括果皮、小籽均可食用，但由于番石榴的籽略硬，过多食用会引起便秘。番石榴主要种植在中国的温带及亚热带地区。

果香秀 红心芭乐是番石榴吗？

蔬东坡 是的，红心芭乐就是红心番石榴，芭乐源于台湾的方言，又称为拔子。根据品种的不同，番石榴有白心和红心两种，未成熟的番石榴表皮均为青色，其中红心番石榴又被称为红心芭乐。红心番石榴的质地较白心番石榴更为绵软，香气更为浓郁，而白心番石榴更为脆甜。

椰　　子

米小颜 椰子都长在高高的树上吗？

蔬东坡 椰子是棕榈科椰子属的乔木状高大植物。椰子有高种椰子和矮种椰子两种。高种椰子的树干高可达 15～30 米，光滑而笔直，果实通常需要借助工具才能摘到；一些矮种椰子的果实站在地面徒手就能摘到。

油不腻 椰子是一年四季都结果的吗？

蔬东坡 椰子的结果期主要在秋季，其全身都是宝，椰干主要用来加工成椰油，椰肉（胚）和椰汁主要用于鲜食，椰壳可制作成床垫，种皮可制作工艺品，我们常见的棕色的、硬而光滑的工艺品其实是它的种皮。

鱼美鲜 椰子要怎么挑选呢？

蔬东坡 椰子主要的食用部分为椰汁和椰肉，因此在挑选时首先看重量，优先挑选较重的果；其次，把椰子放在耳边摇一摇，听听有没有椰子水的响声，声音清脆者为上佳。

果香秀 椰子水是甜的吗？

蔬东坡 纯天然的椰子水清甜，味较淡，与加工贩卖的椰汁饮料不一样，首次接触的人不一定喜欢。新鲜的椰子水含有丰富的淀粉、脂肪、B族维生素和维生素 C 等，同时还含有镁、钾等矿物质。

香　　蕉

茶茗媛 买回来的香蕉容易长黑斑，香蕉应该怎样保鲜不变黑呢？

蔬东坡 香蕉的表皮细胞含有一种氧化酶素。平日里，它被细胞膜包裹得严严实实，不与空气接触，然而一旦碰伤或受冻，细胞膜破裂，氧化酶素就流出来了，它与空气中的氧气发生氧化作用，生成一种黑色的化合物，也就是黑斑。所以买回来的香蕉最好悬挂起来，减少受压面积，这样能够让香蕉的"美貌"保持得更久些。另外，如果将买回的香蕉立即用清水冲洗几遍，可减轻催熟剂的腐蚀。在相同的外界条件下，冲洗过的香蕉可延长存放时间5～7天不变质。香蕉保存在8～23℃的温度条件下最合适，高温容易过熟变色；而温度过低，易发生冻伤现象，注意绝不能把香蕉放进冰箱中冷藏，否则果肉会变成暗褐色，口感不佳。因此，天热时将香蕉放在凉爽通风的地方，天冷时用报纸等物品包好保存。

芭 蕉

米小颜 芭蕉是香蕉吗？

蔬东坡 芭蕉和香蕉均为芭蕉科、芭蕉属的多年生草本植物，但两者不是同一种水果。从形状上来说，香蕉的个头比芭蕉大；从风味上说，香蕉味道浓甜，而芭蕉果肉细致油滑，但回味中略带一些酸涩；从质地上说，芭蕉的质地比香蕉更黏稠软糯。

茶茗媛 芭蕉是凉性水果还是热性水果？有何食用禁忌呢？

蔬东坡 芭蕉既不是凉性水果，也不是热性水果，而是一种温性水果，适当食用可以通便润肠，对比香蕉这类凉性水果，芭蕉更适合于老年群体食用。芭蕉与白薯、豆腐脑等食物一起食用容易引起消化不良以及腹泻，肠胃有问题的人群不适合食用芭蕉。

鱼美鲜 如何保存芭蕉呢？

蔬东坡 同香蕉一样，芭蕉并不适合放置于冰箱中保存，因为低温容易引起芭蕉表皮的褐化。可以将芭蕉用绳悬挂保存于干燥通风的地方，为保证口感，应当尽快食用。

龙　　眼

油不腻　龙眼就是桂圆吗?

蔬东坡　龙眼又名桂圆,是无患子科龙眼属的常绿乔木。因其种子圆黑光泽,种脐突起呈白色,看似传说中"龙"的眼睛,所以得名"龙眼",它与荔枝、红毛丹是近亲,均为无患子科的植物。一般将干制的龙眼称为桂圆干。

果香秀　龙眼的上市时间一般是什么时候呢?

蔬东坡　根据龙眼品种以及种植区域的差别,龙眼的上市时间有所不同。泰国龙眼的上市时间一般为 5 月,我国龙眼的成熟期主要是 7—8 月,但经过育种专家的改良,龙眼能够做到一年 5～6 个月的结果期,所以我们常年都能在水果市场上看到它的身影。

茶茗媛　龙眼能保存多久呢?

蔬东坡　新鲜龙眼在常温下的保质期不长,约为 2 天,保存时间过长会在龙眼表面起白霜。龙眼放置于冰箱中可以保存 5～7 天。

阳　　桃

米小颜　阳桃是桃吗?

蔬东坡　阳桃是酢浆草科洋桃属的常绿灌木或小乔木。桃是蔷薇科、桃属植物,因此阳桃不是桃。阳桃又叫星星果,它的果实的横切面就像一颗五角星,因此得名。

茶茗媛　阳桃的食用方法有哪些呢?

蔬东坡　阳桃中含有大量的挥发性成分、胡萝卜素类化合物及丰富的维生素 C,可将阳桃切片后蘸盐食用,也可将阳桃榨汁饮用。阳桃主要鲜食其果肉,但阳桃性凉,脾胃不好的人群应少食。

鱼美鲜 阳桃怎么挑选与保存呢？

蔬东坡 阳桃要挑颜色黄中带绿的果实，过黄的果成熟度太高口感不佳。由于阳桃的表皮会产生一种蜡质使其在阳光下富有光泽，因此果皮光滑的阳桃果实品质上佳。阳桃在避光阴凉的地方，可保存一周。存放时间过久的阳桃会产生一股酒味，因此新鲜的阳桃应尽早食用。

蔬东坡 至此，咱们"愿你吃好"游学团完成了水果科普基地的学习，晚上回去后再消化一下，变成自己的知识哦。为了大家能够掌握并运用今天学的知识，我把部分重点内容设计成了"极简操作卡""极简辨别卡""极简表格"。

极简操作卡

1. 吃水果，记住一要、两不要

饮用蔬菜汁、水果汁，在餐前 30 分钟饮用为宜（否则果汁会冲淡胃液，影响消化）；不要将酸性水果与甜性水果合用（因为酸的会干扰甜的，影响排空时间）；一次不要食用超过 3 种以上水果。

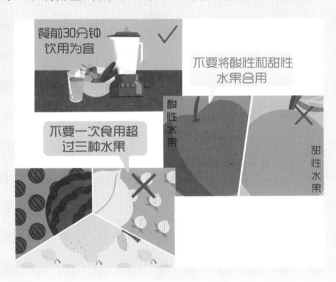

2. 吃杨梅，先做好这四步

第一步，用盐水浸泡新鲜杨梅 10 分钟左右（可帮助去除隐匿于杨梅果肉中的幼虫）；第二步，用清水洗干净；第三步，放入盛放水果的容器（可以过滤水的那种容器）中静置 20 分钟左右；第四步，马上食用或放冰箱保鲜。

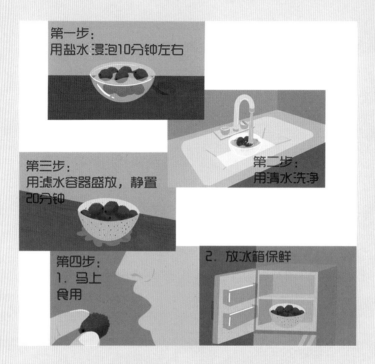

3. 清洗红枣，记住两不要

不要使用普通的洗涤剂清洗红枣（洗涤剂本身含有的化学成分容易残留在红枣上，对人体健康不利），也不要在水中浸泡过长时间（否则红枣内的维生素会逐渐流失，使营养价值降低，而且溶解于水中的农药有可能反渗入红枣中）。

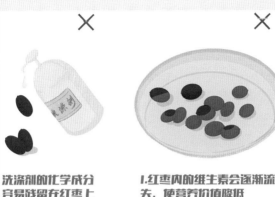

洗涤剂的化学成分容易残留在红枣上对人体健康不利

1.红枣内的维生素会逐渐流失，使营养价值降低

2.溶解于水的农药有可能反渗入红枣中，对人体健康不利

4. 葡萄柚，有**四种吃法**

葡萄柚可以当水果吃；可榨成汁，拌沙拉和凉菜；可与茶叶配套，当茶喝；做调味品，做海鲜时加入适量葡萄柚汁，能起到去除腥味的作用。

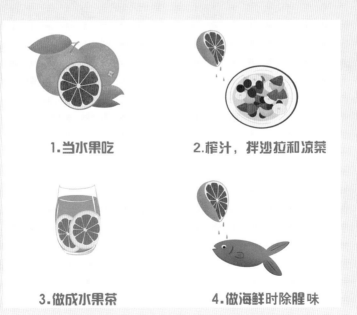

1.当水果吃

2.榨汁，拌沙拉和凉菜

3.做成水果茶

4.做海鲜时除腥味

5. 吃黑莓，要清洗

黑莓食用之前一定要清洗，可用自来水不断冲洗，流动的水可避免农药渗入果实中。洗干净的黑莓不能立即食用，最好再用淡盐水或淘米水浸泡5分钟，然后再用清水洗净。洗黑莓时，切忌把黑莓蒂摘掉（因去蒂的黑莓若放在水中浸泡，残留的农药会随水进入果实内部，造成更严重的污染），也不要使用洗涤灵等清洁剂浸泡黑莓（这些物质很难清洗干净，容易残留在果实中，造成二次污染）。

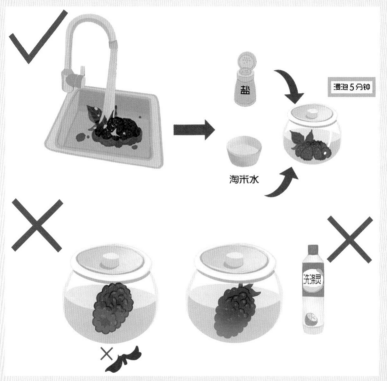

6. 催熟猕猴桃，苹果、香蕉可帮忙

把猕猴桃鲜果装入塑料袋内，再把切开的苹果或香蕉同袋混装，然后将袋口密封3～5天，即可后熟食用。一般每千克猕猴桃放一个切开的苹果，装入的苹果越多，催熟效果越好。经过后熟的果子变软，即可剥皮食用。

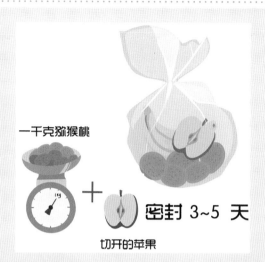

一千克猕猴桃

+

切开的苹果

密封 3~5 天

7. 挑选无花果，记住这样做

好的无花果果身是软的，皮薄得一蹭就掉，果的尾部微微开裂，打开果实，里面的花序排列整齐，有上了糖的光泽，这个时候的无花果是最好吃的。一般商家采摘时成熟度控制在 7~8 成，从采摘到上架在 24小时内，买到的无花果成熟度在9成左右，所以买到后立刻吃掉口感最佳。

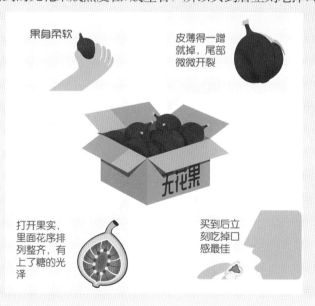

果身柔软

皮薄得一蹭就掉，尾部微微开裂

无花果

打开果实，里面花序排列整齐，有上了糖的光泽

买到后立刻吃掉口感最佳

极简辨别卡

8. 梅子、乌梅就是酸，梅子加工变乌梅

梅子就是新鲜的青梅，而乌梅就是青梅经过特殊工艺烘焙之后的产品。从口感来说，乌梅是加工食品，味道更加可口，青梅则更加清爽。

乌梅也称酸梅、黄仔、合汉梅、干枝梅，是青梅经过加工后的中药材之一。

青梅的味道非常酸，食用之后能刺激味觉，使人有进食的欲望。

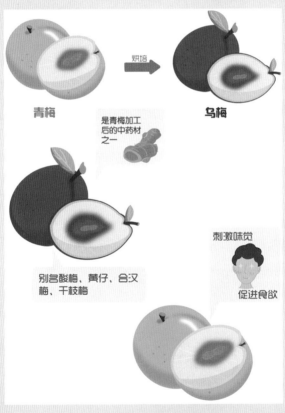

9. 鲜柠檬，鲜食好

干柠檬片泡水喝好还是新鲜柠檬片泡水喝好呢？其实，柠檬中含有的维生素易被氧化，干柠檬片与新鲜柠檬片相比维生素 C 的含量相对要低一些，建议鲜食。

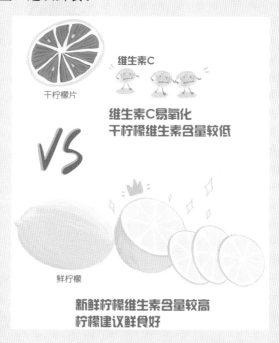

10. 桑葚与树莓、黑莓，外观相似但科属不同

桑葚与树莓一样保鲜期非常短，黑莓与桑葚的外形和颜色非常相似，不过它们两个却是不同的水果，黑莓是蔷薇科的聚合果，而桑葚是桑科的聚花果。另外，树莓和黑莓味道是酸甜的，而且树莓的果肉吃起来是非常软的，黑莓果肉吃起来水分和籽比较多一些。经过测量，桑葚的糖度值为 8.9%，树莓的糖度值为 11.8%，黑莓的糖度值为 8.6%，桑葚与黑莓虽然很相似，但它们两个其实是不一样的，桑葚原产于中国，属于聚花果呈长穗状，桑葚的中间有一条贯穿果心的绿梗。

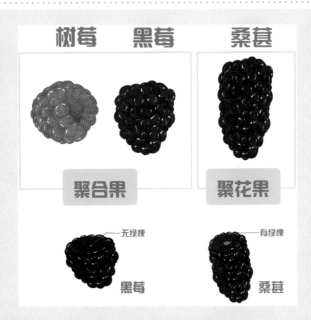

11. 果肉呈红色的柑橘，记住红肉脐橙和血橙

果肉呈红色的柑橘有两种：一种是红肉脐橙，其果肉红色是由类胡萝卜素中的番茄红素决定的，番茄红素是一种强抗氧化剂；另一种是血橙，其果肉红色是由花青素决定，血橙是柑橘中唯一含花青素的品种。

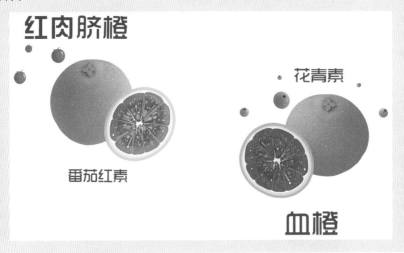

12. 冬枣红枣都是枣，一种鲜果、一种干果

冬枣和红枣都是枣的一种。冬枣因为每年成熟得比较晚，故名为冬枣。冬枣果大，皮薄而肉脆，维生素含量丰富，主要用来鲜食。红枣是将大枣晒干处理后做成的，属干果。

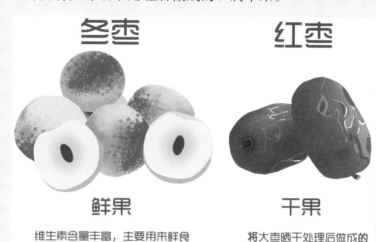

冬枣　　　　　　　　红枣

鲜果　　　　　　　　干果

维生素含量丰富，主要用来鲜食　　　　将大枣晒干处理后做成的

极简表格

水果搭配禁忌：保护自己才叫会享用

品种	禁忌食物	不良反应
枣	海鲜、葱	与海鲜同食易导致腰腹疼痛；与葱同食易导致头胀、肺腑不和
柿子	章鱼、海带、紫菜、螃蟹	与章鱼同食易导致腹泻；与海带、紫菜同食易导致胃肠道不适；与蟹同食易导致呕吐、腹胀与腹泻等食物中毒反应
苹果	海鲜、萝卜	与海鲜同食易导致腹痛、恶心、呕吐；与萝卜同食会产生抑制甲状腺作用的物质，导致甲状腺肿大
鸭梨	鹅肉	两者同食易产生生化反应，伤及肾
橘子	蟹、萝卜	与蟹同食不仅会导致两者食物营养价值降低，而且会引起肠胃不适；与萝卜同食易引起甲状腺肿大

（续）

品种	禁忌食物	不良反应
山楂	海鲜、猪肝	与海鲜同食易引起消化不良；与猪肝同食会同时破坏山楂及猪肝中的维生素C与金属元素
石榴	牛奶、豆浆	与两者同食均易引起肠胃消化不良
木瓜	虾、韭菜	与虾同食易引起腹泻；与韭菜同食易引起上火
葡萄	海鲜	同食易造成呕吐、腹胀腹泻
桃子	螃蟹、虾、狗肉、羊肉	与螃蟹、虾同食易导致腹泻；与狗肉、羊肉同食易导致上火
香蕉	马铃薯、酸奶、甘薯、芋头	与马铃薯同食会导致面部生斑；与酸奶同食易产生致癌物质；与甘薯同食会引起身体不适；与芋头同食会使人腹胀
杨梅	萝卜、牛奶	与萝卜同食易诱发甲状腺肿大；与牛奶同食会破坏其营养
杧果	海鲜、大蒜	与海鲜同食易导致过敏及消化不良；与大蒜同食易导致皮肤红肿、疼痛等过敏反应
杏	小米、黄瓜、牛奶、鸡蛋	与小米同食令人呕吐；与黄瓜同食降低其营养价值；与牛奶、鸡蛋同食会影响人体消化吸收
西瓜	羊肉	与羊肉同食易伤人体元气
草莓	猪排、甘薯	与两者同食均易导致肠胃不适
葡萄	萝卜、海味	与萝卜同食易导致甲状腺肿痛；与海味同食会刺激肠胃，引起腹痛、呕吐

水果三昧：酸甜自在其中

项目	包含的品种
酸性水果	葡萄柚、橘子、凤梨、奇异果、柠檬、苹果、草莓、酸李
亚酸性水果	杧果、杏、木瓜、葡萄、桃子、樱桃、蜜李
甜性水果	香蕉、甜葡萄、干果、无花果、柿子

蓝莓、树莓、黑莓、桑葚：别被它们的长相迷惑了

品种	食用价值
蓝莓	含有的抗氧化剂远远多于其他新鲜蔬菜、水果。抗氧化剂可中和体内自由基，增强免疫系统。蓝莓还富含类黄酮
树莓	含有大量的维生素C、维生素E、超氧化物歧化酶、γ-氨基丁酸、鞣花酸等物质，其中维生素E和鞣花酸含量为所有水果之最

（续）

品种	食用价值
黑莓	黑莓维生素 C 含量是蓝莓的 2 倍。黑莓中的纤维素含量高于大多数其他水果。一把黑莓含纤维素 8 克，比两杯小麦中纤维素含量还高，有助于更好地满足人体 25 克纤维素的日需求量。纤维素对消化道健康极其重要，有助于保持健康体重和降低胆固醇
桑葚	桑葚果实为长椭圆形聚合果，而树莓和黑莓都是圆状的。桑葚果实中含有丰富的活性蛋白、维生素、氨基酸、胡萝卜素、矿物质等成分，其营养是苹果的 5～6 倍，是葡萄的 4 倍

水果贮存法

类型	保存方法
成熟的水果	很多常见水果，比如梨、苹果，若在购买的时候是成熟的，可以把它们直接包在保鲜袋子或者保鲜膜里放进冰箱贮存
水分低的水果	可以把它们包好，然后在袋子上扎上几个孔，再放进冰箱。这样做是为了避免水果中的水分流失太快
易挤坏的水果	草莓等比较容易挤坏的水果可以先放进塑料盒子里，然后再放进冰箱里贮存，吃多少洗多少，避免变质
生的水果	如果买回来的水果是没有熟的，需要室温保存，避免放进冰箱没有办法使其变熟。生的水果在室温中变熟后，若几天内吃不完，也可以放进冰箱中保存
热带水果	热带水果，像榴梿、杧果等不要放到冰箱里，平时把它们放在阴凉、通风的地方就可以了

水果保鲜，一学就会

水果	保鲜方法（简易操作）
橘子	将 500 克大蒜切片，加水煮开，晾凉后，把橘子放入水中泡几分钟，然后捞出存放，可保鲜 3 个月。还可将锯末放在纸箱的底部（约 6 厘米厚），将橘子底朝上放入，置于通风处，可保鲜两个月。此外，柑橘用盆装好后，上面用潮沙铺盖，可不变质
香蕉	天热时，放在凉爽通风的地方，最好悬挂起来；天冷时，用报纸等物品包好保存；保存在 8～23℃ 最合适；绝能把香蕉放进冰箱中冷藏。另外，如果将买回的香蕉立即用清水冲洗几遍，可减轻催熟剂的腐蚀。在相同的外界条件下，冲洗过的香蕉可延长存放时间 5～7 天不变质
西瓜	用保鲜膜全部包起西瓜，连皮一起包在保鲜膜内，然后把空气挤出
木瓜	先用报纸将木瓜包起来，放在阴凉处保存；不能放入冷藏展示柜中保存

（续）

水果	保鲜方法（简易操作）
苹果	一是防止腐烂，二是防止干瘪。可以放在水果保鲜柜里保鲜。为了防止腐烂，要选择质量较好、没有烂点的苹果，并放在温度尽可能低的地方，当然不能上冻；防止干瘪的方法：用一个不透气的塑料袋装好，并扎紧袋口，放入缸或桶里。隔一段时间要打开检查一下，有坏的一定要拿出来，以免影响好的。如果发现苹果发干了，可洒点儿凉水
猕猴桃	低温保鲜，在1～5℃的水果保鲜柜内一般可贮藏保鲜很长时间；要吃的时候提前几天拿出来，果子变软后就可以食用了；猕猴桃不能与苹果和梨一起贮藏（苹果和梨会释放乙烯，易加速猕猴桃成熟腐烂）
番茄	不宜放入水果保鲜柜冷藏，保存时，将六分熟的番茄放入保鲜袋中，扎紧口置于阴凉处，每日打开袋口一次通风换气，如果袋内出现水蒸气，可用干净毛巾擦干后再扎紧袋口，袋中番茄会渐渐成熟，通常可保存一个月左右
荔枝	将每个荔枝都拿面巾纸包上，然后放进袋子里，再放入水果保鲜柜冷藏，一周后的荔枝肉还可透亮光鲜
杨梅	将每个杨梅都拿面巾纸包上，然后放进袋子里，再放入水果保鲜柜冷藏
草莓	将每个草莓都拿面巾纸包上，然后放进袋子里，再放入水果保鲜柜冷藏

常见水果：请记住它的好

水果	营养价值
猕猴桃	猕猴桃果实中的维生素C、镁等微量元素含量最高。在前三位低钠高钾水果中，猕猴桃由于比香蕉及柑橘含有更多的钾而位居榜首。同时，猕猴桃中的维生素E及维生素K含量被定为优良，其脂肪含量低且无胆固醇。与其他水果不同的是猕猴桃含有多种营养成分，大多数水果富含一两种营养成分，而猕猴桃可提供维生素A、胡萝卜素、硫胺素、核黄素、尼克酸、维生素C、维生素E等人体所需的营养成分
柑橘	柑橘含有170多种植物化学物质，目前已分离的活性物质有30余种。柑橘所含有的天然活性物质主要由类黄酮、香豆素类、类胡萝卜素、类柠檬苦素等组成，包括橙皮苷、新橙皮苷、柚皮苷、酚酸、香精油、多甲氧基黄酮等，它们参与人体新陈代谢，调节有关的生理活动
葡萄	葡萄中有多酚、逆没食子酸、植物防御素（即白藜芦醇）、花青素（尤其是原花青素）等。葡萄浆果除含水分外，还含有15％～30％糖类（主要是葡萄糖、果糖和戊糖）、各种有机酸（苹果酸、酒石酸以及少量的柠檬酸、琥珀酸、没食子酸、草酸、水杨酸等）、矿物质，以及各种维生素、氨基酸、蛋白质、碳水化合物、粗纤维、钙、磷、铁、胡萝卜素、硫胺素、核黄素、尼克酸、抗坏血酸、卵磷脂等
蓝莓	蓝莓中含有花青素、酚酸、熊果酸、绿原酸、果胶物质等，除此之外，还含有果糖、维生素、矿物质、脂肪、氨基酸、蛋白质和纤维素等成分

（续）

水果	营养价值
草莓	草莓富含氨基酸、果糖、蔗糖、葡萄糖、柠檬酸、苹果酸、果胶、胡萝卜素、维生素 B_1、维生素 B_2、烟酸，以及钙、镁、磷、铁等矿物质，这些营养素对生长发育有很好的促进作用，对老人、儿童大有裨益
桑葚	桑葚中含有鞣酸、苹果酸、脂肪酸等营养物质
杧果	杧果除了富含人们所熟知的胡萝卜素、维生素 C 以及微量元素外，还含有多酚类、植物甾醇类、三萜类以及挥发性化合物等成分，其果肉具有极高的营养价值，含有大量的维生素 A
石榴	石榴含有维生素 C、B 族维生素、有机酸、糖类、蛋白质、脂肪，以及钙、磷、钾等矿物质。其维生素 C 的含量比苹果高 1～2 倍，所含植物化学物质的量比苹果高 5 倍左右
青枣	青枣中粗蛋白含量为 2.63%，粗脂肪含量为 1.25%，粗纤维含量为 1.08%，含有的 15 种氨基酸中，有 6 种为人体必需氨基酸，还含有丰富的钙、镁、铁、铜、锰及维生素 C、维生素 B_1、维生素 B_2、胡萝卜素和黄酮类等营养物质，其铁的含量达 6.56 毫克/100 克，维生素 C 含量达 280 毫克/100 克，黄酮类化合物含量达 392 毫克/100 克
菠萝	菠萝果实中含有蛋白质、原糖、蔗糖、碳水化合物、有机酸、氨基酸、核黄素、胡萝卜素、硫胺素、膳食纤维、尼克酸、脂肪、维生素 A、B 族维生素、维生素 C 等，此外，还有多种无机成分
樱桃	樱桃中含有大量的铁，常吃樱桃可以补充身体对铁的需求，促进血红蛋白的再生，防止出现缺铁性贫血。樱桃的营养丰富
梅子	梅子也称为酸梅、乌梅，营养价值非常丰富。其中含有大量的碳水化合物、纤维素，还有丰富的钙离子、铁离子和磷离子。梅子含有的热量比较低，每 100 克乌梅中只含有 138 焦耳的能量
杏	杏不仅味美色艳、香气宜人，还含有多种有机成分和人体所必需的维生素及无机盐类，是一种营养价值较高的水果。杏仁的营养更丰富，含蛋白质、粗脂肪、糖类，还含有磷、铁、钾、钙等无机盐类及多种维生素，是滋补佳品。鲜杏含有丰富的碳水化合物、钾、维生素 A、维生素 P、柠檬酸、番茄烃等十几种营养成分。果肉含碳水化合物、蛋白质、钙、磷、胡萝卜素、硫胺素、核黄素、尼克酸及维生素 C。苦杏仁含苦杏仁苷、酶及脂肪油。甜杏仁含苦杏仁苷、脂肪油、糖分、蛋白质、树脂、扁豆苷、杏仁油。杏中还含有丰富的维生素 B_{17}
李子	李子含糖、微量蛋白质、脂肪、胡萝卜素、维生素 B_1、维生素 B_2、维生素 C、烟酸、钙、磷、铁、天门冬素、谷氨酰胺、丝氨酸、甘氨酸、脯氨酸、苏氨酸、丙氨酸等成分。每 100 克李子的可食部分中，含有能量 117.2～221.9 千焦，糖 8.8 克，蛋白质 0.7 克，脂肪 0.25 克，维生素 A 原（胡萝卜素）100～360 微克，烟酸 0.3 毫克，钙 6 毫克以上，磷 12 毫克，铁 0.3 毫克，钾 130 毫克，维生素 C 2～7 毫克

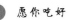

（续）

水果	营养价值
梨	梨是类黄酮的丰富来源，富含有效的抗氧化剂（如原花青素和槲皮素），含有许多植物化合物
鳄梨	鳄梨为一种营养价值很高的水果，有"一个鳄梨相当于三个鸡蛋"的美誉，鳄梨富含脂肪、蛋白质、矿物营养、食物纤维、各种维生素，以及钠、钾、镁、钙等矿物质元素
柠檬	柠檬含有类黄酮、柠檬酸、柠檬苦素、柠檬果胶、膳食纤维等营养成分。其中的类黄酮包含了橙皮苷、圣草枸橼苷等 13 种
苹果	苹果酸甜可口，脆嫩多汁，富含糖、蛋白质、钙、磷、铁、锌、钾、镁、硫、胡萝卜素、维生素 B_1、维生素 B_2、维生素 C、烟酸、纤维素等营养成分
香蕉	香蕉富含糖类、蛋白质、脂肪、粗纤维、胡萝卜素、维生素 C、维生素 E 及多种矿物质（如钙、铁、磷等）等营养成分

茶

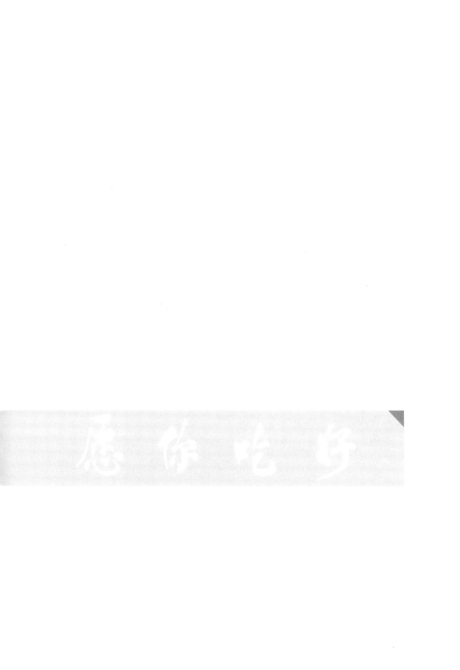

第十一站　你适合喝什么茶？

——走进茶叶科普基地

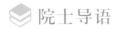 院士导语

茶添香，人安康

茶，是当今世界三大无酒精饮料中最有益于人类健康的天然绿色饮料，是一种优雅而又温和的饮料，被誉为"东方的恩赐"之物。

《神农本草经》中记载："神农尝百草，日遇七十二毒，得茶（茶）而解之。"《神农食经》记述："茶茗久服，令人有力悦志。"华佗《食论》记载："苦茶久食益意思。"日本"茶祖"荣西禅师所著《吃茶养生记》称"茶者，末代养生之仙药，人伦延龄之妙术也"，认为茶有遣困、消食、快心、提神、舒气之功。

现代科学研究证明，茶叶含有很多对人体健康有着特殊功效的功能性成分，如茶多酚及其氧化物、氨基酸、咖啡碱等，具有"三降（降血脂、降血压、降血糖）、三抗（抗肿瘤、抗氧化、抗衰老）"之功效。

茶多酚、咖啡碱和茶多糖是茶叶中主要的降脂物质，安化的黑茶对降脂、降压、降糖效果明显，对人体脂肪代谢、体重控制大有帮助；咖啡碱是中枢神经的兴奋剂，能增强心血管壁的弹性，促进血液循环。咖啡碱还有明显的利尿和刺激胃液分泌的作用；儿茶素作为降低血压的药物早在苏联时期已有临床应用，茶叶中的 γ-氨基丁酸的降压效果很好；氨基酸具有增强记忆力、镇静作用，茶叶中含量较高的 L-茶氨酸具有提高机体免疫力功能。

随着社会的发展，人们的保健意识不断提高，茶叶因其绿色、健康，得到了世界各国人民的喜爱，"柴米油盐酱醋茶"，茶已深深融入了人们的生活。饮茶有"解渴、保健、赏美、悟道"等四种境界，茶道是一种可以给人

带来美感的艺术，可以让人们净化心灵、自我修炼，是一种自我完善的哲学。"以茶代酒""以茶尊上"，一杯茶呈现了"简朴""清廉""尊礼"等文化意味，人们可以品茶、赏茶，在提高自身免疫力的同时，带来更健康的生活享受。

茶，能强身健体，能让人脱俗趋雅，悦志涵养，对营造健康的社会环境有着积极意义。

青山绿水，诗情"茶"意。愿你喝到好茶。

中国工程院院士：刘仲华

刘仲华

》》 科普基地简介 《《

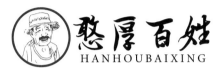

基地名称：憨厚百姓合作社"湘约自然"茶叶科普基地

基地授牌：农业科普基地、关心下一代工作活动基地、青少年科普基地

开放形式：接受团队预约

收费标准：免费

二维码："愿你吃好"视频号二维码

交通：搭乘"愿你吃好"游学团专车

"独生态不如众生态。""真正的绿色好茶才能受到市场的青睐。"专业技术人员正在举办讲座，向周边茶农传授实用技术、信息和知识，引进、推广新品种，帮助茶农用最生态的方式增收致富。

走进仿古茶博园大门楼，就进入了憨厚百姓合作社"湘约自然"茶叶科普基地，基地拥有茶叶种植面积 1 万亩、示范茶叶加工厂 1 个、茶叶加工点 147 个，有茶产品交易中心楼、茶文化体验中心楼、陈列馆楼、茶文化广场、茶文化主题公园、百年毛尖古镇、饮食城等项目，气势恢宏，成为科普旅游新景点，每年免费开展茶叶科普培训和科普讲座，向社会公众开放茶叶科普场馆，组织"全民饮茶日"等公益性科普活动。

蔬东坡　在正式进入游学第十一站前，我先要给大家画个像，做完以下关于茶叶的极简判断题，你们就知道自己是小白、凡人还是达人啦！

>> 茶叶科普知识自测试卷 <<

答题人：_____ 得分：_____

1. 儿童可以喝茶，但要喝相对淡一些的绿茶、白茶等，喝第二泡以后的茶，对吗？（ ）

2. 安吉白茶是白茶，对吗？（ ）

3. 洞庭碧螺春产于洞庭湖畔，对吗？（ ）

4. 大红袍是红茶，对吗？（ ）

5. 茉莉花茶中一定有茉莉花干，对吗？（ ）

6. 黑茶越陈越好，对吗？（ ）

7. 茶叶贮存的环境条件：低温5～10℃，干燥，无氧气，不透光，无异味，对吗？（ ）

8. 茶叶没有保质期，对吗？（ ）

9. 刚加工出来的新茶，不建议老年人饮用，对吗？（ ）

扫一扫，对照答案，看看你能得多少分吧。

>> 知识问答社区 <<

茶叶全视角

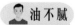 **油不腻** 我发现茶叶品类很多，茶叶主要分为哪几类呢？

 蔬东坡 茶叶分类的方法有多种，目前比较一致的分类是按茶叶加工原理和品质特征，分为六大基本茶类和再加工茶类两个大类。六大基本茶类按发酵程度由轻至重分为绿茶、白茶、黄茶、青茶、红茶、黑茶，再加工茶类主要指花茶、紧压茶、萃取茶、果味茶等。

茶茗媛 茶叶一般有怎样的外形呢？

蔬东坡　茶叶的外形有的像银针，有的像瓜子片，有的像圆珠，有的则像雀舌，有的外形松泡，有的外形紧结。炒青茶的外形紧结。

果香秀　现在的茶叶质量安全是消费者最关心的，我国制定了多少项茶叶产品质量安全标准呢？

蔬东坡　我国已制定的茶叶及相关产品质量安全国标和行标共计 80 项。其中有机茶、绿色食品茶和茶叶卫生标准等茶叶安全标准共 11 项；花砖、茯砖、康砖、米砖、青砖、金尖、沱茶、黑砖等紧压茶产品质量标准 9 项；红碎茶、工夫红茶和小种红茶的红茶产品质量标准 4 项；绿茶、蒙山茶、洞庭碧螺春、龙井茶和敬亭绿雪等绿茶产品质量标准 23 项；茉莉花茶、武夷岩茶、富硒茶、茶饮料和茶多酚等其他产品质量标准 33 项。

鱼美鲜　茶叶产品质量认证主要有哪些呢？

蔬东坡　茶叶必须获得国家食品生产许可证（SC 标志）才能进入市场流通环节。绿色食品茶叶、有机茶等通过认证的茶叶产品在包装上可以加贴相应的认证标志，便于消费者识别。

油不腻　导致茶叶劣变的因素主要有哪些呢？

蔬东坡　在贮藏过程中，受茶叶自身含水量、环境温度、湿度、氧气、光线等因素的影响，茶叶中的茶多酚、氨基酸、脂类、维生素 C、叶绿素等物质极易发生氧化和降解，从而导致茶叶色、香、味等感官品质变化。茶叶含水量越高、环境湿度越大、温度越高，茶叶品质改变得越快、越大。此外，茶叶具有极强的吸附性，很容易吸收环境中的异味，产生香气劣变。

果香秀　怎么样选购茶叶呢？有什么易学、易操作的方法吗？

蔬东坡　选购茶叶，主要从色、香、味、形四个方面鉴别，但是对于普通饮茶者，购买茶叶时，一般只能观看干茶的外形和色泽，闻干香，不容易综合判断茶叶的品质。

鱼美鲜　我是普通饮茶人，怎样根据茶叶的色泽来判断茶叶的好坏呢？

蔬东坡 新茶的色泽一般都比较清新悦目，或嫩绿或墨绿。绿茶以颜色翠碧、鲜润活气为好；炒青茶色泽灰绿，略带光泽。若干茶叶色泽发枯、发暗、发褐，表明茶叶内质有不同程度的氧化，这种茶往往是陈茶；如果茶叶片上有明显的焦点、泡点（为黑色或深酱色斑点）或叶边缘为焦边，说明加工有缺陷，不是好茶；若茶叶色泽花杂，颜色深浅反差较大，说明茶叶中夹有黄片、老叶甚至有陈茶，这样的茶也谈不上是好茶。

果香秀 我也是普通饮茶人，怎样根据茶叶的香气来判断茶叶的好坏呢？

蔬东坡 新茶一般都有新茶香。好的新茶，茶香格外明显。如新绿茶有悦鼻高爽的香气，其香气有清香型、嫩板栗香型、熟板栗香型；质量越好的茶叶，香味越浓郁扑鼻。闻不到茶香或者闻到一股青涩气、粗老气、焦煳气，则不是好新茶。若是陈茶，则香气淡薄或有一股陈气味。

油不腻 我最近开始喜欢喝茶了，怎样根据茶汤味道来判断茶叶的好坏呢？

蔬东坡 茶汤入口后甘鲜，浓醇爽口，在口中留有甘味者最好。通常取少量样品冲泡观察，好的绿茶汤色碧绿明澄，滋味醇厚回甘，香气高长持久。

茶茗媛 怎样根据茶叶的干湿度来判断茶叶的好坏呢？

蔬东坡 用手指捏一捏茶叶，可以判断新茶的干湿程度。新茶要耐贮存，必须要足够干。受潮的茶叶含水量都较高，不仅会严重影响茶水的色、香、味，而且易发霉变质。

鱼美鲜 怎样观察茶叶的外形呢？

蔬东坡 主要从五个方面来看：嫩度、条索、色泽、整碎和净度。

果香秀 怎样观察茶叶的嫩度呢？

蔬东坡　"干看外形，湿看叶底"，就是指嫩度。嫩度是决定茶叶品质的基本因素。嫩度一般要在茶叶冲泡后叶底展开时才能观察得出。

油不腻　茶叶的条索指的是什么呢?

蔬东坡　条索是各类茶具有的一定外形规格，如炒青条形、珠茶圆形、龙井扁形、红碎茶颗粒形等。长条形茶看松紧、弯直、壮瘦、圆扁、轻重；圆形茶看颗粒的松紧、匀正、轻重、空实；扁形茶看平整光滑程度和是否符合规格。

油不腻　茶叶一般具有哪些色泽呢?

蔬东坡　各种茶均有一定的色泽要求，如红茶乌黑油润、绿茶翠绿、乌龙茶青褐色、黑茶黑褐色等。但是无论何种茶类，好茶均要求色泽一致、光泽明亮、油润鲜活，如果色泽不一、深浅不同、暗而无光，说明原料老嫩不一，做工差，品质劣。茶叶的色泽还与茶树的产地以及季节有很大关系。如高山绿茶，色泽绿而略带黄，鲜活明亮；低山茶或平地茶，色泽深绿，有光泽。

果香秀　怎样根据茶叶的整碎度来选茶呢?

蔬东坡　整碎就是茶叶的外形和断碎程度，以匀整为好，断碎为次。各类茶，都以中层茶多为好。上层一般是粗老叶子多，滋味较淡，水色较浅；下层碎茶多，冲泡后往往滋味过浓，汤色较深。

鱼美鲜　如何通过观察茶叶的净度来选茶呢?

蔬东坡　主要看茶叶中混有茶片、茶梗、茶末、茶籽等夹杂物的多少。净度好的茶，不含任何夹杂物。

油不腻　茶叶存放保存需要满足怎样的条件呢?

蔬东坡　影响茶叶变质的因素：温度、水分、氧气、光线。茶叶贮存的环境条件：低温 5~10℃，干燥，无氧气，不透光，无异味。

茶茗媛 一般采用哪些方法存放茶叶呢？

蔬东坡 一般家庭保存已经拆封的茶叶，可用以下几种方法：①用小型冰箱，设定温度在5℃以下，不要冷冻，将拆封的封口紧闭好，不要混放异味物品。②用整理干净的热水瓶，将拆封的茶叶倒入瓶内，塞紧塞子存放。③用干燥箱贮存茶叶。④用陶罐。罐内底部放置双层棉纸，罐口放置双层棉布，压上盖子。⑤用有双层盖子的罐子贮存，以纸罐较好，其他锡罐、马口铁罐等都可以，罐内还是须先摆一层棉纸或牛皮纸，再盖紧盖子。⑥少量购买小包装。原则上，茶叶买回来之后，最好尽快喝完。绿茶以在一个月之内，趁新鲜喝完最好。其余的茶叶，如半发酵茶或全发酵的茶，也要在半年内喝完。

果香秀 茶叶有没有保质期呢？不同的茶保质期是不是也不一样呢？

蔬东坡 茶叶是有保质期的，不同的茶保质期也不一样。像云南的普洱茶（是黑茶的一种）、少数民族的砖茶，陈化的反而好一些，保质期可达10～20年。一般的茶，还是新鲜的比较好。如绿茶，保质期在常温下一般为一年左右。判断茶叶是否过期，主要看以下几个方面：看它是不是发霉，或出现陈味；绿茶是不是变红，汤色变褐、暗；滋味的浓度、收敛性和鲜爽度是否下降；看包装上的保质期；如果是散装茶叶，最好不要超过18个月。

鱼美鲜 如何冲泡一壶（杯）好茶呢？

蔬东坡 冲泡一壶（杯）好茶，受茶叶自身质量、冲泡用水水质和水温、冲泡时间、茶具（器）及茶水比例等因素影响。有经验的泡茶人了解所泡之茶的特性，根据茶性选择合适的茶具和泡法，茶汤所表现出来的香气、滋味往往更胜一筹。

油不腻 有的茶需要先润茶，什么是润茶呢？

蔬东坡 润茶又叫醒茶，也叫"温润泡"，是泡茶的一个步骤，为的是提升茶温，利于茶香的挥发。温烫茶杯（壶）后，取适量茶叶拨入茶杯（壶）中，冲入沸水至盖过茶叶为宜，迅速盖好茶杯（壶），将润茶的水倒出

（这道茶汤不喝）。润茶一般适用于外形比较紧结的茶，如乌龙茶、普洱茶等。

果香秀 什么是洗茶呢？

蔬东坡 洗茶，主要是为了洗去茶叶中存留的灰尘、污物、农药残留等。一般来说，大部分高档名优绿茶、红茶因其产地在山区，空气洁净，远离尘嚣，采摘时期在早春不是病虫害高发期，农药残留非常少，而且生产加工清洁化程度高，这样的茶不用洗茶。

茶茗媛 投茶方式有哪几种呢？

蔬东坡 中国古代茶人讲究冲泡茶叶时"投茶有序，勿失其宜"，即冲泡茶叶应选择恰当的投茶方式。投茶方式分上投法、中投法、下投法3种。

茶茗媛 什么是上投法呢？

蔬东坡 上投法即"先水后茶"，先注入80～85℃的水至七分满杯，然后拨入茶叶，茶叶在水面吸水后缓缓舒展，徐徐下沉，让茶和水充分融合，静待1～2分钟，即可饮用。一般来说，上投法适合芽叶细嫩、茸毫多易产生毫浊的名优绿茶，如碧螺春等，可以避免水直接冲击茶身，使碧螺春细小的绒毫浮于水面，让茶汤更为清澈。

果香秀 什么是中投法呢？

蔬东坡 中投法即先往杯子中注入1/3的开水，再投入茶叶，浸润摇香让茶叶吸足水分舒展开来，再注入七分满的水。中投法适用范围较广，既不十分细嫩又不十分难以下沉的茶叶都适用。例如太平猴魁的干茶非常长，达5～7厘米，所用器具以高筒玻璃杯为佳，冲泡前将茶条理顺，采用中投法冲泡较好。

鱼美鲜 什么是下投法呢？

蔬东坡 下投法即先将茶置于杯中，再用少量80℃左右的沸水冲入茶杯以湿润茶叶，待茶芽慢慢舒展后，再高冲水，使细嫩的茶芽在杯中翻滚旋转，内含成分充分浸出。下投法适用于外形扁平、叶身轻、不易下沉的茶叶，如西湖龙井、六安瓜片等茶。

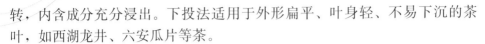

油不腻 为什么说"器为茶之父"呢？

蔬东坡 在中国的品茶艺术里，茶器有着非常重要的地位。自古茶人不仅注重茶本身的色、香、味、形，注重品茗环境，也十分注重茶器的选用。"器以藏礼""器以载道"，茶类（茶汤）与茶器相宜，则茶味更佳、趣味更浓。

果香秀 为什么说"水为茶之母"呢？

蔬东坡 茶容身于器，释放色、香、味于水，好茶需要用好水，好水方能泡好茶。"茶性必发之于水，七分之茶，遇十分之水，茶亦十分矣；七分之水，试十分之茶，茶只七分耳。"可见水质对茶汤品质的影响。

油不腻 什么水最适合泡茶呢？

蔬东坡 山泉水、井水、江水等长流不断、新鲜且没有被污染的自然活水历来被古今中外的茶人奉为泡茶用水的首选，但因条件所限，城市居民大多选用桶装纯净水或矿泉水、自来水泡茶。在取用自来水泡茶前可先将水用无污染的容器贮存一天左右，待水中氯气散发后再煮沸泡茶，也可直接用净水器等将自来水过滤后煮沸泡茶。

茶茗媛 桶装水开封 3 天还能泡茶吗？

蔬东坡 "桶装矿泉水开封 3 天后，所含细菌比自来水里的还要多得多"，很多人听了此话后认为桶装水也要及时喝完。其实，只有在流行病盛行等极端情况下，才会有致病菌通过空气进入桶装水；其他时候，空气中的细菌并不会影响桶装水的饮用。不过，饮水机一定要放在通风、阴凉、避光的地方，千万不能放在阳光直射的地方，以免滋生绿藻影响水的品质。很多人用桶装水泡茶，桶装水打开后，秋冬季最好在 10 天内用完，春夏季最好在 7 天内用完。

果香秀 80℃水温泡饮是指水只需加热至这个温度吗？

蔬东坡　所有泡茶用水都需煮沸。泡茶水温越高，溶解度越大，茶汤越浓；反之，水温越低，溶解度越小，茶汤越淡。水的温度还会不同程度地影响茶汤的色泽、口感以及营养等方面，泡茶者一般以自然降温的方式来达到控温的效果。80℃水温是指100℃沸水凉至该温度，冲泡时以免烫伤细嫩芽叶，导致茶汤和叶底黄变，茶中营养成分遭到破坏。

鱼美鲜　泡茶用水可以多次回烧吗？

蔬东坡　煮开的水不能多次回烧，这是因为久沸的水，碳酸盐分解时会将溶解在水里的二氧化碳、氧气消耗干净，从而减弱茶汤的鲜爽度。

米小颜　儿童可以喝茶吗？

蔬东坡　儿童可以喝茶，但要喝相对淡一些的绿茶、白茶等，可以喝第二泡以后的茶，因为茶中的咖啡因很容易溶解在热水里，第一泡的咖啡因含量最高。咖啡因有提神醒脑的效果，若茶水太浓，可能影响儿童的神经系统，引起过度兴奋，也可能影响儿童的正常发育。

茶茗媛　经常听说藤茶等各种有茶字的产品，藤茶是茶吗？

蔬东坡　藤茶虽然带有一个茶字，但它不属于茶，没有茶氨酸、茶多酚等茶叶特有成分，属于代用茶，类似的还有苦丁茶、绞股蓝茶等。藤茶用长寿藤（葡萄科蛇葡萄属，学名显齿蛇葡萄）嫩茎叶制成，俗称端午茶、长寿茶、龙须茶。藤茶的干茶色绿起白霜，味苦甘长，生津止渴。

绿　　茶

油不腻　什么是绿茶呢？

蔬东坡　绿茶属于不发酵茶，有干茶绿、色泽绿、茶汤绿的"三绿"特点。绿茶初加工主要有摊青、杀青、揉捻、做形和干燥等工序。绿茶种类繁多，按照外形可分为针芽形、扁形、直条形、卷曲形、颗粒形等，按照干燥方式可分为烘青绿茶、炒青绿茶、晒青绿茶等，蒸青绿茶是指采用蒸汽杀青方式加工出来的绿茶。

果香秀 西湖龙井最著名的产地分别在哪里呢？

蔬东坡 西湖龙井产于杭州市西湖区，其最著名的产地分别为狮峰、龙井、云栖、虎跑、梅家坞。

鱼美鲜 绿茶保质期短，容易陈化，那如何辨别新陈绿茶呢？

蔬东坡 陈茶一般指上年的茶叶，因存放时间长，茶叶内含物氧化导致色、香、味出现较大变化，与新茶存在较大差别。绿茶新茶色泽绿润、香鲜味醇、汤色绿亮，绿茶陈茶则色泽泛黄、香气低闷、汤色黄变甚至红变。

油不腻 安吉白茶是白茶吗？有什么特点呢？

蔬东坡 安吉白不是白茶。安吉白茶（又名白叶 1 号）是"低温敏感型"白化茶树品种，在春季 16～23℃启动白化期（春茶一般 20 天左右），一般用来加工高档名优绿茶，其所制绿茶形如凤羽，色如霜，色泽翠绿间黄，茶香气清鲜持久，滋味鲜醇，汤色清澈明亮，叶白脉翠。氨基酸含量高达 5％～10.6％，高于普通绿茶 2 倍左右，多酚类物质少于其他绿茶，味鲜少苦涩。

茶茗媛 洞庭碧螺春产于洞庭湖畔吗？

蔬东坡 洞庭碧螺春产于江苏省苏州市吴县太湖东洞庭山和西洞庭山，卷曲如螺，白毫隐翠，"铜丝条，螺旋形，浑身毛，花香果味，鲜爽生津"。其著名特色是茶果（枇杷、桃、李、杏、梅）间作，茶吸果香，花窨茶味，造就了碧螺春花香果味的天然品质。

果香秀 在家里如何贮藏绿茶呢？

蔬东坡 一般来说，家里用得最多的绿茶保鲜法是冰箱冷藏法，即利用低温保持茶叶品质，但宜冷藏无须冷冻。因为茶叶有极强的吸附性，要注意包装的密封性，防止茶与食物串味；有条件的可以单独准备一个专用小型冰箱，品饮前取适量茶叶恢复至室温后即可泡饮。其次，还有石灰缸干燥法，即选用密封性能好的陶瓷缸等，底层放入一定量的石灰，然后将茶叶用牛皮纸包成 50～100 克/包的小袋，置于石灰上，一段时间后更换石灰。

油不腻 绿茶如何冲泡和饮用呢？

蔬东坡 冲泡绿茶建议用玻璃杯、盖碗等茶器具，以 1：30 的茶、水比例，投茶注水。水温 80℃左右，先加少许水浸润茶叶，间隔 10 秒后再次冲入热水，浸泡时间依个人爱好适当调整，一般以 10 秒左右出汤。若用大杯泡饮，第一杯不宜将茶汤一次喝尽，留下 1/2 或 1/3 续水，以平衡口感。

白　茶

茶茗媛 什么是白茶呢？

蔬东坡 白茶属于微发酵茶，不炒不揉，素颜不饰，银毫满披，绿面白底，有"青天白地"之称。白茶因其独特的制作工艺，保留了茶树鲜叶中较多的茶多酚、茶氨酸、黄酮、咖啡因和可溶性糖等风味物质和营养成分，性清凉。有"一年茶，三年药，七年宝"的说法。

油不腻 如何贮藏白茶呢？

蔬东坡 白茶属于轻发酵茶，在贮藏过程中会发生后熟转化，贮藏条件应是干燥、避光、无异味。长期贮存时茶叶自身的含水量应控制在 5% 以下，外界环境湿度在 60% 以下。

鱼美鲜 白茶如何冲泡呢？

蔬东坡 冲泡白茶可用盖碗或白瓷壶等茶具。①盖碗法，即取 3 克左右的白茶投入盖碗中，用 90～95℃沸水湿润茶叶，之后注水冲泡，第一泡 45 秒左右后倒出茶汤，以后每泡延续 20 秒。②壶泡法，即取 7～10 克白茶投入壶中，用 90～95℃沸水闷泡 45～60 秒后倒出茶汤品饮，茶汤清鲜而醇厚。

黄　茶

果香秀 什么是黄茶呢？

蔬东坡 黄茶属于轻发酵茶，采用传统的摊青、杀青、揉捻、闷黄、干燥等工艺，历时 70 多个小时加工而成。闷黄是其核心工序，成茶具有"黄叶黄汤"的特点，滋味平和甘醇，汤色金黄明亮，黄茶因特殊的闷黄工艺，其多酚类物质得到较多氧化，使其刺激性和收敛性大大降低，口感比绿茶更甜润、醇厚，同时富含消化酶。

鱼美鲜 "金镶玉"是指什么茶呢？

蔬东坡 "金镶玉"是指君山银针，属于黄茶的典型代表，全部由芽头制成，芽头苗壮，长短大小均匀，茶身满布毫毛，内面呈金黄色。冲泡开始时，芽头悬空挂立，如"万笔书天"，芽尖上有晶莹的气泡，如"雀舌含珠"，继而随着茶芽吸水徐徐下沉，竖于杯底，如"春笋出土"。

茶茗媛 黄茶主要分为哪几类呢？

蔬东坡 黄茶产品一般按照鲜叶原料的嫩度进行分类，分为黄芽茶、黄小茶和黄大茶三类。黄芽茶原料基本为单芽，主要品种有君山银针、蒙顶黄芽和霍山黄芽等；黄小茶原料为一芽一叶或一芽二叶，主要有北港毛尖、沩山毛尖、远安鹿苑茶、平阳黄汤等；黄大茶则采用一芽多叶（三叶至四五叶）为原料，主要有安徽黄大茶和广东大叶青等。

油不腻 如何冲泡黄茶呢？

蔬东坡 黄茶具有"黄汤黄叶"的特点，汤色或黄绿明亮，或杏黄透亮，用无色透明玻璃杯冲泡较适宜。例如，君山银针等由单芽制成的黄芽茶，用透明玻璃杯冲泡，不但可以欣赏其靓丽的汤色，还可以观察茶芽在水中"三起三落""雀舌含珠""万笔书天"等诸多变化。冲泡时注入 90℃左右的水，闷泡 30～60 秒出汤，三泡之后闷泡时间可以略微加长。

青　　茶

鱼美鲜 什么是青茶呢？

蔬东坡 青茶属于半发酵茶，兼具绿茶的清香和红茶的醇厚，香气高锐，分台湾乌龙、广东乌龙、闽北乌龙和闽南乌龙，武夷岩茶属闽北乌龙。

油不腻 岩茶的"三坑两涧"是指哪里呢？

蔬东坡 武夷山盛产岩茶，且山场众多，对于常喝岩茶的人来说，"三坑两涧"名气最大。"三坑"分别是慧苑坑、牛栏坑、大坑口，"两涧"分别是流香涧和悟源涧。

米小颜 肉桂是菜名吗？

蔬东坡 不是的。肉桂是武夷岩茶三大当家茶树品种之一，武夷山一带有茶"香不过肉桂"一说，即武夷岩茶中由肉桂品种制成的茶香气是最迷人的。肉桂干茶有甜香，冲泡后香气有独特的辛辣感，茶汤独具奶油、桂皮般的香气，入口醇厚回甘，咽后齿颊留香。

果香秀 水仙是指用水仙花窨制的花茶吗？

蔬东坡 不是的。水仙是武夷岩茶三大当家茶树品种之一，武夷岩茶有"醇不过水仙"之说，用水仙品种制成的岩茶质美而味厚，因产地不同，分闽北水仙和闽南水仙。

茶茗媛 大红袍是红茶吗？

蔬东坡 大红袍不是红茶，而是武夷岩茶三大当家茶树品种之一，用大红袍品种制成的岩茶条索紧结，色泽绿褐鲜润，冲泡后汤色橙黄明亮，叶片红绿相间，香气馥郁，有兰花香，香高而持久，"岩韵"明显。大红袍是制作工序最多、技术要求最高、最复杂的茶类，工序包括晒青、做青、杀青、揉捻、烘干等。

油不腻 乌龙茶如何冲泡呢？

蔬东坡 乌龙茶可使用紫砂小壶或盖碗冲泡品饮，先用沸水温烫茶具，然后在壶或盖碗中装入 1/3～1/2 壶（碗）茶叶，冲入沸水。第一道茶水通常浸润茶叶后倒掉，令茶叶稍稍舒展，以"唤醒"茶叶，再次将沸水高冲注入壶（碗）中，闷泡 5～10 秒后沥出茶汤分杯品饮即可，三泡后闷泡时间逐

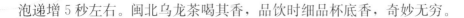

泡递增 5 秒左右。闽北乌龙茶喝其香，品饮时细品杯底香，奇妙无穷。

红　　茶

鱼美鲜 什么是红茶呢？

蔬东坡 红茶属于全发酵茶，香高、色艳、味浓，可清饮，可调饮。印度阿萨姆红茶、大吉岭红茶、中国祁红、斯里兰卡锡兰高地红茶、乌瓦红茶等都是世界著名红茶。

油不腻 我之前对红茶有一些了解，小种红茶和工夫红茶有什么区别呢？

蔬东坡 显著区别有：在制作的干燥工艺上，小种红茶采用松柴熏焙工艺，干茶带有明显的松烟香，工夫红茶采用热风烘干，一般以甜香为主；在滋味方面，小种红茶滋味醇厚回甘，有桂圆汤味，工夫红茶滋味甜醇；在香气方面，小种红茶带有独特的松烟香，工夫红茶以甜香为基础，香气馥郁。

油不腻 祁红有什么特点呢？

蔬东坡 祁红是祁门红茶的简称，它与印度的大吉岭红茶、斯里兰卡的乌瓦红茶并称为世界三大高香红茶。祁红以红艳的汤色、醇厚的茶味、蜜糖芳香闻名于世。优质祁红显"金圈"，即在杯壁呈现一圈金黄色的光环带。

茶茗媛 如何贮藏红茶呢？

蔬东坡 红茶属于全发酵茶，宜在阴凉、避光、密封、干燥的环境存放，冷藏更佳。黄茶、重发酵或焙火的广东乌龙、闽北乌龙与红茶的贮藏方法相同。

果香秀 如何冲泡红茶呢？

蔬东坡 冲泡红茶建议用白瓷壶、紫砂壶或盖碗等茶器具，以 1∶30 的茶、水比例，投茶注水。水温 85～100℃，浸泡时间依个人爱好适当调整，一般 20～30 秒出汤。红茶以茶汤分离的方式泡饮更佳，茶汤可与牛奶调成奶茶饮用，也可加入柠檬片和糖制成柠檬红茶。红茶公道杯宜用透明玻璃材质的，以便欣赏红茶迷人的汤色。

黑　茶

鱼美鲜 什么是黑茶呢？

蔬东坡 黑茶属于后发酵茶，温和醇厚。边疆人们常说的"不可一日无茶"指的就是安化黑茶、云南普洱、湖北青砖、雅安藏茶等边销黑茶。

油不腻 千两茶重于其名吗？

蔬东坡 千两茶是湖南黑茶的主要产品种类，千两茶的意思即"一千两重"，古时十六两等于一市斤，千两茶按现在的计量标准计算即为 36.25 千克。千两茶外表古朴，用花格长条筒形篾篓箍捆包装成长约 1.5 米、直径约 20 厘米的圆柱体，整体形如树干。

果香秀 什么是普洱茶的唛号呢？

蔬东坡 历史上普洱茶熟茶都是通过不同的唛号来区分的。熟茶紧压茶的唛号如 7572、7492、7562 等，前 2 位数代表该款茶最早开始生产的年份，"75"即 1975 年开始生产；第三位数代表原料等级，"7"代表的原料等级是 7 级；第四位数代表茶厂，昆明茶厂 1、勐海茶厂 2、下关茶厂 3、普洱茶厂 4。"7572"即为 1975 年开始生产、勐海茶厂生产的、原料等级为 7 级的普洱茶熟茶。

茶茗媛 黑茶是不是越陈越好呢？

蔬东坡 黑茶一般经后熟转化后品质风味更佳，但不是存放时间越长越好，存放过长时间，茶叶中风味物质散失，茶味平淡，饮用价值降低。以普洱茶为例，在适宜的贮藏条件下，一般生普贮存 15～20 年，熟普 5～8 年，品饮口感较好。

油不腻 如何贮藏黑茶呢？

71

蔬东坡 黑茶属于后发酵茶,需要后熟转化。应在室温条件下避光贮藏,贮藏环境湿度不可过高,否则茶叶容易霉变,在梅雨季节空气湿度大时,应及时开窗通风。当空气中的湿度达到 60% 时,须采用抽湿机进行抽湿。

果香秀 如何冲泡黑茶呢?

蔬东坡 以千两茶为例,市场上常见的是截断成厚片的花卷茶,冲泡前需用茶针或茶刀自上而下,从边缘撬散茶叶。花卷茶饮用方法可泡可煮,冲泡时一次取茶 8 克左右(茶、水比 1∶40);用 100℃ 沸水冲泡,须润茶,若搭配过滤网过滤茶汤,汤色更加纯净。泡茶时间可以根据个人口感调节,但若是煮茶,则时间不宜太长。花卷茶冲泡后汤色红黄明亮,滋味醇厚,口感纯正,常有蓼叶、竹黄、糯米之香,可以制作奶茶调饮。雅安藏茶的原料相对粗老,饮用方法常用煮茶。煮茶壶可选用陶壶、铁壶或玻璃壶。先将煮茶器里的水加热至 80℃ 左右,水泡呈涌泉连珠状,再将适量的藏茶投入,煮至完全沸腾,最后用小火煮 5～10 分钟即可。

油不腻 如何冲泡普洱茶呢?

蔬东坡 普洱茶有熟茶和生茶之分。普洱熟茶口感滋味圆厚温润,普洱生茶因没有经过"渥堆"工序,自然发酵而成,滋味刺激性稍强。普洱茶可用盖碗、飘逸杯、紫砂壶、铁壶等多种茶具冲泡。原料等级较高的宫廷普洱茶一般选用紫砂壶冲泡,茶、水比 1∶40,水温 95～100℃,前 5 泡均快速出汤,第 6 泡开始闷泡 30 秒,之后每泡依次增加 5 秒即可。

花　　茶

鱼美鲜 茉莉花茶中一定有茉莉花干吗?

蔬东坡 好的茉莉花茶通常只闻其香不见其花(四川高档茉莉花茶"碧潭飘雪"除外)。制作茉莉花茶使用吸附性强的烘青绿茶为茶坯,吸收茉莉花和少量白兰花中的香味,此工序称为"窨制"。茉莉花属于典型的气质花,花不开不香,开久了也不香。传统窨花工艺流程为鲜花拼和、堆窨、通花、收堆、起花、烘焙、冷却（摊凉）、转窨、提花、匀堆、装箱，极品茉莉花可达九窨一提。

油不腻 工艺造型花茶如何冲泡呢？

蔬东坡 工艺造型花茶是指以茶叶和可食用花卉（茉莉花、百合、千日红等）为原料，经整形、捆扎等工艺，制成外观造型各异的造型花茶，冲泡后茶叶中会有一朵或数朵"茶花"冉冉升起，在水中茶叶和花飘逸伸展，展示出不同姿态，沉浮起落，鲜艳夺目。取一颗工艺造型花茶，将其放入玻璃杯中，注入约 200 毫升沸水，静下心，在茶香中，等一朵花开。茶叶缓缓舒展开来，内核花朵随之徐徐显露并绽放，一般不超过 3 分钟，茶、花共舞的整个过程极具观赏性。

紧 压 茶

果香秀 什么是紧压茶呢？

蔬东坡 紧压茶亦称"压制茶"，是由散茶或半成品茶蒸压成一定形状的团块茶。公元前 3 世纪周朝就有制作饼茶的记述。唐代陆羽《茶经》引周《广雅》云："荆巴间采叶作饼。"唐宋时的团茶和饼茶也属紧压茶。现代紧压茶是以散茶为原料，蒸热变软后趁热压制而成，主要产于云南、四川、湖南、湖北和广西等地。紧压茶是重要的边销茶，主销西藏、青海、新疆、甘肃、内蒙古等地，并出口至俄罗斯、蒙古国等国。根据原料茶类的不同，可分紧压绿茶、紧压红茶、紧压黑茶、紧压白茶和紧压乌龙茶。

蔬东坡 至此，咱们"愿你吃好"游学团完成了茶叶科普专题的学习，晚上回去后再消化一下，变成自己的知识哦。为了大家能够掌握并运用今天学的知识，我把部分重点内容设计成了"极简操作卡""极简辨别卡""极简表格"。

极简操作卡

1. 外形紧结的茶，记得要润茶

润茶一般适用于外形比较紧结的茶，如乌龙茶、普洱茶等。润茶又称为醒茶，也叫"温润泡"，是泡茶的一个步骤，为的是提升茶温，有利于茶香的发挥。温烫茶杯（壶）后，取适量茶叶投入茶杯（壶）中，冲入沸水至盖过茶叶为宜，迅速盖好茶杯（壶），立即将润茶的水倒出（这道茶汤不喝）。

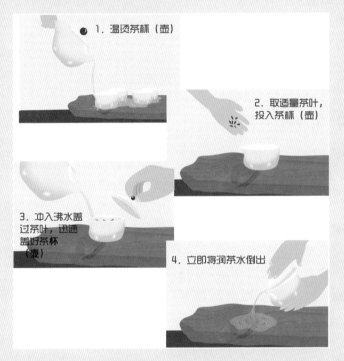

1. 温烫茶杯（壶）

2. 取适量茶叶，投入茶杯（壶）

3. 冲入沸水盖过茶叶，迅速盖好茶杯（壶）

4. 立即将润茶水倒出

2. 洗茶不洗茶，因茶而制宜

洗茶，主要是为了洗去茶叶中存留的灰尘、杂味等。一般来说，大部分高档名优绿茶、红茶因其产地在山区，空气洁净，远离尘器，采摘时期在早春不是病虫害高发期，农药残留非常少，而且生产加工清洁化程度高，这样的茶不用洗茶。

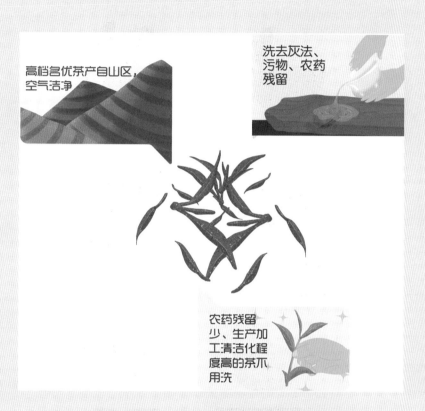

高档名优茶产自山区，空气洁净

洗去灰法、污物、农药残留

农药残留少、生产加工清洁化程度高的茶不用洗

3. 冲泡乌龙茶用紫砂小壶或盖碗，茶艺到位**杯底香**

乌龙茶可使用紫砂小壶或盖碗冲泡品饮，先用沸水温烫茶具，然后在壶或盖碗中装入 1/3～1/2 壶（碗）茶叶，冲入沸水。第一道茶水通常浸润茶叶后倒掉，令茶叶稍稍舒展，以"唤醒"茶叶，再次将沸水高冲注入壶（碗）中，闷泡 5～10 秒后沥出茶汤，分杯品饮即可，三泡后闷泡时间逐泡递增 5 秒左右。乌龙茶喝其香，品饮时细品杯底香，奇妙无穷。分汤时宜靠近茶杯斟茶，避免香气、温度流失。

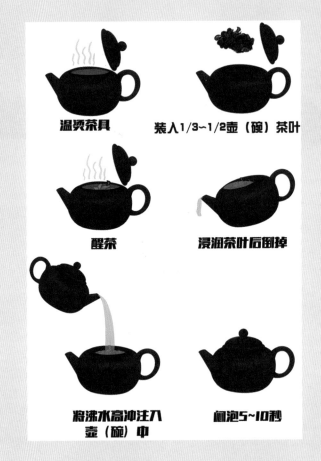

温烫茶具　　　　装入1/3~1/2壶（碗）茶叶

醒茶　　　　　　浸润茶叶后倒掉

将沸水高冲注入　　　焖泡5~10秒
壶（碗）中

4. 冲泡绿茶用玻璃杯或盖碗，不宜一饮而尽再续水

　　冲泡绿茶建议用玻璃杯、盖碗等茶器具，以 1∶30 的茶、水比例，投茶注水。水温 80℃左右，先加少许水浸润茶叶，间隔 10 秒后再次冲入热水，冲泡时间依个人爱好适当调整，一般 10 秒左右出汤。若用大杯泡饮，第一杯不宜将茶汤一次喝尽，留下 1/2 或 1/3 续水，以平衡口感。

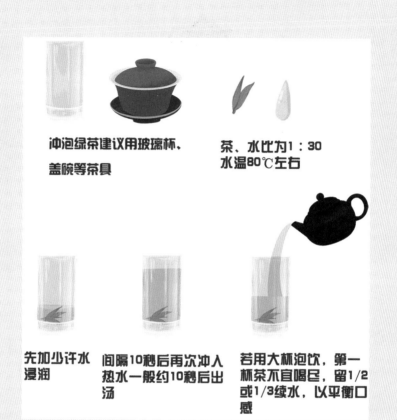

冲泡绿茶建议用玻璃杯、盖碗等茶具

茶、水比为1:30 水温80℃左右

先加少许水浸润

间隔10秒后再次冲入热水一般约10秒后出汤

若用大杯泡饮,第一杯茶不宜喝尽,留1/2或1/3续水,以平衡口感

5. 冲泡红茶用白瓷壶、紫砂壶或盖碗,茶汤分离调配花样多

冲泡红茶建议用白瓷壶、紫砂壶或盖碗等茶器具,以1:30的茶、水比例,投茶注水。水温85～100℃,浸泡时间依个人爱好适当调整,一般20～30秒出汤。红茶以茶汤分离的方式泡饮更佳,茶汤可与牛奶调成奶茶饮用,也可加入柠檬片和糖制成柠檬红茶。红茶公道杯(又称匀杯、分茶器、公杯,是茶席上重要的器具)宜用透明玻璃材质的,以便欣赏红茶迷人的汤色。

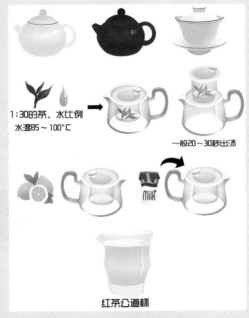

1:30的茶、水比例
水温85～100℃

一般20～30秒出汤

红茶公道杯

6. 冲泡黄茶用玻璃杯，可观茶芽水中起舞

黄茶具有"黄汤黄叶"的特点，汤色或绿黄明亮，或杏黄透亮，用无色透明玻璃杯冲泡较适宜。例如君山银针等由单芽制成的黄芽茶，用透明玻璃杯冲泡，不但可以欣赏其靓丽的汤色，还可以观察茶芽在水中"三起三落""雀舌含珠""万笔书天"等诸多变化。冲泡时注入 90℃ 左右的开水，闷泡 30～60 秒出汤，三泡之后闷泡时间可以略微加长。

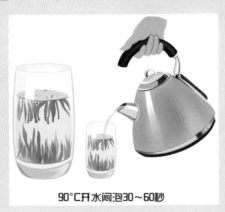

90℃开水闷泡30～60秒

7. 冲泡黑茶需润茶，宜泡宜煮看品种

以千两茶为例，市场上常见的是截断成厚片的花卷茶，冲泡前需用茶针或茶刀自上而下，从边缘撬散茶叶。花卷茶饮用方法可泡可煮，冲泡时一次取茶 8 克左右（茶、水比 1∶40），用 100℃沸水冲泡，需润茶，若搭配过滤网过滤茶汤，汤色更加纯净。泡茶时间可以根据个人口感调节，但若煮茶，则时间不宜太长。花卷茶冲泡后汤色红黄明亮，滋味醇厚，口感纯正，常有寥叶、竹黄、糯米之香。藏茶原料相对粗老，饮用方法常用煮茶。煮茶壶可选用陶壶、铁壶或玻璃壶。先将煮茶器里的水加热至 80℃左右，水泡呈涌泉连珠，再将适量的藏茶投入，煮至完全沸腾，最后用小火煮 5～10 分钟即可，可以制作奶茶调饮。

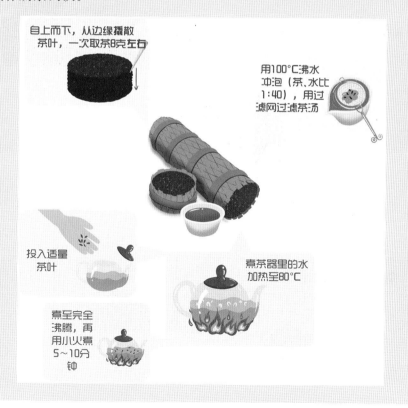

8. 冲泡普洱茶，适用茶具多，冲泡次数多

普洱茶是黑茶的一种，有熟茶和生茶之分。普洱熟茶滋味圆厚温润，普洱生茶因没有经过"渥堆"工序，是自然陈化而成，滋味刺激性稍强。熟茶和生茶冲泡法可以一样，生茶出汤快一点，熟茶出汤慢一点。普洱茶可用盖碗、飘逸杯（也称茶道杯）、紫砂壶、铁壶等多种茶具冲泡。原料等级较高的宫廷普洱一般选用紫砂壶冲泡，茶、水比为1：40，水温95～100℃，前5泡均快速出汤，第6泡开始闷泡30秒，之后每泡依次增加5秒即可。

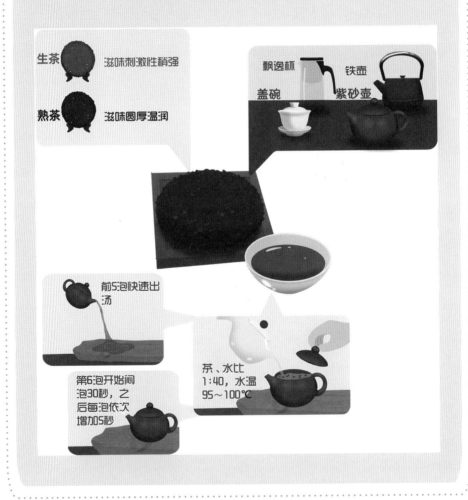

9. 冲泡白茶用盖碗或白瓷壶，沸水闷泡用时稍长

白茶冲泡可用盖碗或白瓷壶等茶具。盖碗法，即取 3 克左右的白茶投入盖碗中，用 90～95℃沸水湿润茶叶，之后注水冲泡，第一泡 45 秒左右倒出茶汤，以后每泡延续 20 秒。壶泡法，即取 7～10 克白茶投入壶中，用 90～95℃沸水闷泡，45～60 秒后倒出茶汤品饮，茶汤清鲜而醇厚。

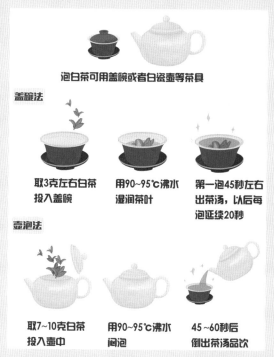

泡白茶可用盖碗或者白瓷壶等茶具

盖碗法

取3克左右白茶投入盖碗　　用90~95℃沸水湿润茶叶　　第一泡45秒左右出茶汤，以后每泡延续20秒

壶泡法

取7~10克白茶投入壶中　　用90~95℃沸水闷泡　　45~60秒后倒出茶汤品饮

10. 冲泡工艺造型花茶用玻璃杯，闲看花开花落最生活

工艺造型花茶是指以茶叶和可食用花卉（如茉莉花、菊花、玫瑰花、玉兰花等）为原料，经整形、捆扎等工艺，制成外观各异的造型花茶，冲泡后茶叶中会有一朵或数朵"鲜花"冉冉升起，在水中茶叶和花飘逸伸展，展示出不同姿态，沉浮起落，鲜艳夺目。取一颗工艺花茶，将其放入玻璃杯中，注入约 200 毫升沸水，茶叶缓缓舒展开来，内核花朵随之徐徐显露并绽放，一般不超过 3 分钟，茶、花共舞

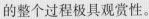

的整个过程极具观赏性。

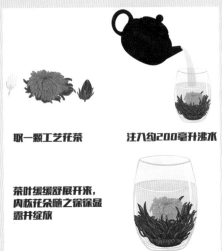

摘一颗工艺花茶　　　　　注入约200毫升沸水

茶叶缓缓舒展开来，
内藏花朵随之徐徐显
露并绽放

11. 泡茶要用好水，记住这六点

山泉水、井水、江水等长流不断、新鲜且没有被污染的自然活水历来被古今中外的茶人奉为泡茶用水首选，但因条件所限，城市居民大多选用桶装纯净水或矿泉水、自来水泡茶。应记住以下六点：一是在取用自来水泡茶前可先将水用无污染的容器贮存1天左右，待水中氯气散发后再煮沸泡茶，也可直接用净水器等将自来水过滤煮沸泡茶。二是饮水机一定要放在通风、阴凉、避光的地方，千万不能放在阳光直射的地方（以免滋生绿藻影响水的品质）。三是用桶装水泡茶，桶装水打开后，秋冬季最好在10天内用完，春夏季最好在7天内用完。四是所有泡茶用水都须煮沸。泡茶水温越高，溶解度越大，茶汤越浓；反之，水温越低，溶解度越小，茶汤越淡。五是水的温度会不同程度地影响茶汤的色泽、口感以及营养等方面，一般以自然降温的方式来达到控温的效果。比如，泡绿茶用80℃的水，80℃的水温是指100℃沸水凉至该温度（冲泡时以免烫伤细嫩芽叶，导致茶汤和叶底黄变，茶中营养成分遭到破坏）。六是煮开的水不要多次回烧（久沸的水，碳酸盐分解时会将溶解在水里的二氧化碳、氧气消耗干净，从而减弱茶汤的鲜爽度）。

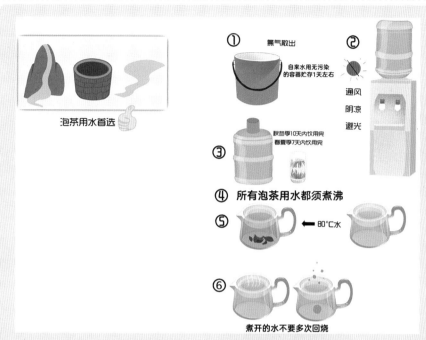

泡茶用水首选

① 氯气散出
自来水用无污染的容器贮存1天左右

② 通风 阴凉 避光

③ 秋冬季10天内饮用完
春夏季7天内饮用完

④ **所有泡茶用水都须煮沸**

⑤ ← 80℃水

⑥
煮开的水不要多次回烧

12. 黑茶后熟转化风味佳，贮存年份有讲究

黑茶（普洱茶）一般经后熟转化后品质、风味更佳，但不是存放时间越长越好，过长时间的存放，茶叶中风味物质散失，茶味平淡，饮用价值降低。以普洱茶为例，在适宜的贮藏条件下，一般生普贮存15～20年，熟普5～8年，品饮口感较好。

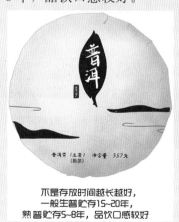

普洱茶（生茶）净含量 357克
（熟茶）

不是存放时间越长越好，
一般生普贮存15～20年，
熟普贮存5～8年，品饮口感较好

13. 茶叶存放别太久，保存散茶用六法

原则上，茶叶买回来之后，最好尽快喝完。绿茶趁新鲜喝完最好。其余的茶，如半发酵茶或全发酵的茶，保存时间相对较长，但也要根据具体情况确定。一般家庭保存已经拆封的茶叶，可用以下几种方法：①用小型冰箱，设定温度在5℃以下，不要冷冻，将拆封的封口紧闭好，不要混放异味物品。②用整理干净的热水瓶，将拆封的茶叶倒入瓶内，塞紧塞子存放。③用干燥箱贮存茶叶。④用陶罐，罐内底部放置双层棉纸，罐口放置双层棉布，压上盖子。⑤用有双层盖子的罐子贮存，以纸罐较好，其他锡罐、马口铁罐等都可以，罐内还是须先摆一层棉纸或牛皮纸，再盖紧盖子。⑥少量购买小包装。

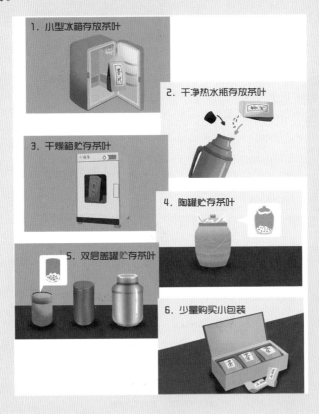

14. 新陈绿茶差异大，重点在色、香、味

陈茶一般指上年的茶叶，因存放时间长，茶叶内含物氧化导致色、香、味出现较大变化，与新茶存在较大差别。绿茶新茶色泽绿润、香鲜味醇、汤色绿亮，绿茶陈茶则色泽泛黄、香气低闷、汤色黄变甚至红变。

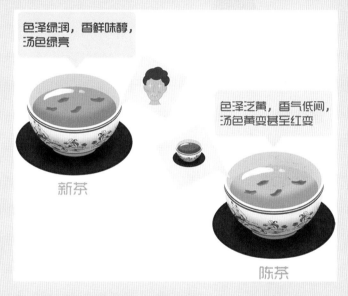

色泽绿润，香鲜味醇，汤色绿亮

色泽泛黄，香气低闷，汤色黄变甚至红变

新茶

陈茶

15. 茶叶会过期，茶类不同有差异

茶叶是有保质期的，不同的茶保质期也不一样。像云南的普洱茶、少数民族的砖茶，陈化的反而好一些，保质期可达 10～20 年。一般的茶，还是新鲜的比较好。如绿茶，保质期在常温下一般为一年左右。判断茶叶是否过期，主要看以下几个方面：一是看它是不是发霉，或出现陈味；绿茶是不是变红，汤色变褐、变暗。二是看滋味的浓度、收敛性和鲜爽度是否下降。三是看包装上的保质期，如果是散装茶叶，最好不要超过 18 个月。

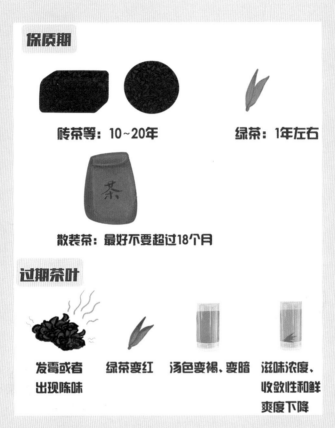

16. 藤茶不是茶，各地叫法多

藤茶虽然带有一个茶字，但它不属于茶，没有茶氨酸、茶多酚等茶叶特有成分，属于代用茶，类似的还有苦丁茶、绞股蓝茶等。藤茶用长寿藤（葡萄科蛇葡萄属，学名显齿蛇葡萄）嫩茎叶制成，俗称端午茶、长寿茶、龙须茶，广西人称其为田婆茶，广东人称其为石花茶、白茶，张家界人称其为茅岩莓茶。藤茶的干茶色绿起白霜，味苦甘长，生津止渴。藤茶中黄酮含量高，具有一定的抗衰老作用。

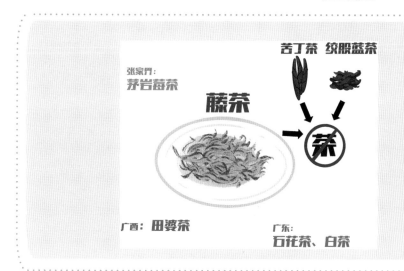

极简表格

茶叶常识：做一个茶叶达人

类别	发酵程度	特点	贮存方法	加工工序
绿茶	不发酵	有"干茶绿、色泽绿、茶汤绿"的三绿特点	冰箱冷藏法，即利用低温保持茶叶品质，但宜冷藏无须冷冻。因为茶叶极强的吸附性，要注意包装的密封性，防止茶与食物串味；有条件的可以单独准备一个专用小型冰箱，品饮前取适量茶叶恢复至室温后即可泡饮。其次还有石灰缸干燥法，即选用密封性能好的陶瓷缸等，底层放入一定量的石灰，然后将茶叶用牛皮纸包成50～100克/包置于石灰上，一段时间后更换石灰	绿茶初加工主要有摊青、杀青、揉捻、做形和干燥等工序，核心工序是杀青
白茶	微发酵	因其独特的制作工艺，性清凉，退热清火，祛暑	贮藏过程中会发生后熟转化，贮藏条件应干燥、避光、无异味。长期贮存时茶叶自身含水量应控制在5%以下，外界环境湿度60%以下	白茶初加工主要有萎凋和干燥两个工序，核心工序是萎凋。不炒不揉，素颜不饰，银毫满披，绿面白底，有"青天白地"之称

（续）

类别	发酵程度	特点	贮存方法	加工工序
黄茶	轻发酵	黄茶具有"黄叶黄汤"的特点，滋味平和甘醇，汤色金黄明亮，黄茶因特殊的"闷黄"工艺，多酚类物质得到较多氧化使其刺激性和收敛性大大降低，口感比绿茶更甜润、醇厚	采用阴凉、避光、密封、干燥的环境存放，冷藏更佳	黄茶初加工主要有摊青、杀青、揉捻、闷黄、干燥等工序，历时70多个小时加工而成。闷黄是其核心工序
青茶	半发酵	兼具绿茶的清香和红茶的醇厚，香气高锐，分台湾乌龙、广东乌龙、闽北乌龙和闽南乌龙	冰箱冷藏法，即利用低温保持茶叶品质，但宜冷藏无须冷冻。其次还有石灰缸干燥法，即选用密封性能好的陶瓷缸等，底层放入一定量的石灰，然后将茶叶用牛皮纸包成50～100克/包置于石灰上，一段时间后更换石灰。重发酵或焙火的广东乌龙、闽北乌龙与红茶贮藏方法相同	青茶初加工主要有晒青、做青、杀青、做形、干燥等工序，核心工序是做青
红茶	全发酵	香高、色艳、味浓，可清饮可调饮。红茶具有解渴养胃、消食除腻，明目提神之效	采用阴凉、避光、密封、干燥的环境存放，冷藏更佳	红茶初加工主要有萎凋、揉捻、发酵、干燥等工序，核心工序是发酵
黑茶	后发酵	温和而醇厚。边疆人们常说的"宁可三日无粮，不可一日无茶"指的就是边销黑茶	室温避光存放，贮藏环境湿度不可过高，否则茶叶容易霉变。当空气中的湿度达到60％时需采用抽湿机进行抽湿	黑茶初加工主要有摊青、杀青、揉捻、渥堆、干燥等工序，核心工序是渥堆
茉莉花茶	不发酵，属再加工茶	冲泡后，茉莉花茶中的花香与茶香清透，滋味"鲜灵"	贮藏条件应密封、干燥、避光、无异味	茉莉花茶加工主要有茶胚处理、鲜花养护、茶花拼和、堆窨、通花散热、收堆续窨、起花、烘焙、冷却（摊凉）、转窨（重复上面的工序）、提花、匀堆、装箱等工序

投茶方式：风度就在细节中

冲泡法	操作指南	适用
上投法	上投法即"先水后茶"，先注入80～85℃的水至七分满杯，然后拨入茶叶，茶叶在水面吸水后缓缓舒展，徐徐下沉，让茶和水充分融合，静待1～2分钟，即可饮用	上投法适合芽叶细嫩、茸毫多易产生毫浊的名优绿茶，如碧螺春等，可以避免水直接冲击茶身，使碧螺春细小的绒毫浮于水面，让茶汤更为清澈
中投法	中投法即先往杯子中注入1/3的开水，再投入茶叶，浸润摇香让茶叶吸足水分舒展开来，再注入七分满的水，即可饮用	中投法适用范围较广，既不十分细嫩又不十分难以下沉的茶叶都适用。比如，太平猴魁的干茶非常长，达5～7厘米，所用器具以高筒玻璃杯为佳，冲泡前将茶条理顺，采用中投法冲泡较好
下投法	下投法即先将茶置于杯中，再用少量80℃左右的水冲入茶杯以湿润茶叶，待茶芽慢慢舒展后，再高冲水，使细嫩的茶芽在杯中翻滚旋转，内含成分充分浸出	下投法适用于外形扁平、叶身轻、不易下沉的茶叶，如西湖龙井、六安瓜片等茶

茶具选择方法

主要茶类	选配茶具与色泽
名优绿茶	一般选用明色的玻璃杯，玻璃杯应无色、无花、无盖，或用白瓷、青瓷、青花瓷无盖杯
花茶	一般选用青瓷及青花瓷等盖碗、盖杯、壶杯具
黄茶	选用奶白或黄釉瓷壶杯具、盖碗、盖杯
红茶	选用内挂白釉紫砂、白瓷、红釉瓷，或其他暖色瓷的壶杯具、盖杯、盖碗或咖啡壶具
白茶	选用白瓷杯具
乌龙茶	选用紫砂壶杯具，或白瓷壶杯具、盖碗、盖杯，也可用灰褐系列焙器壶杯具

技多不压身：学点茶叶冲泡技艺吧

茶具	泡法	茶类	茶品
杯泡法	上投法	绿茶	碧螺春、信阳毛尖
	中投法	绿茶	径山茶、安吉白茶
	下投法	绿茶、黄茶	西湖龙井、松阳银猴、蒙顶黄芽、莫干黄芽
大盖碗泡法	上投法	绿茶	碧螺春、信阳毛尖
	中投法	绿茶	径山茶、安吉白茶
	下投法	绿茶、黄茶、白茶、花茶、小叶种红茶	西湖龙井、松阳银猴、蒙顶黄芽、莫干黄芽、白毫银针、滇红工夫、生普洱茶、熟普洱茶、砖茶

（续）

茶具	泡法	茶类	茶品
小盖碗泡法	分汤法	乌龙茶	铁观音、武夷岩茶、凤凰单丛、台湾乌龙
小壶泡法	分汤法	白茶、大叶种红茶、乌龙茶、黑茶	铁观音、武夷岩茶、凤凰单丛、台湾乌龙、白毫银针、滇红工夫茶、生普洱茶、熟普洱茶、砖茶
大壶煮法	分汤法	白茶、黑茶	白牡丹、贡眉、生普洱茶、熟普洱茶、砖茶

观察茶叶外形选好茶

观察内容	观察方法
茶叶的嫩度	"干看外形，湿看叶底"，就是指嫩度。嫩度是决定茶叶品质的基本因素。嫩度一般要在冲泡后叶底展开时才能观察得出来
茶叶的条索	条索是各类茶具有的一定外形规格，如炒青条形、珠茶圆形、龙井扁形、红碎茶颗粒形等。长条形茶看松紧、弯直、壮瘦、圆扁、轻重；圆形茶看颗粒的松紧、匀正、轻重、空实；扁形茶看平整光滑程度和是否符合规格
茶叶的色泽	各种茶均有一定的色泽要求，如红茶乌黑油润、绿茶翠绿、乌龙茶青褐、黑茶黑褐等。但是无论何种茶类，好茶均要求色泽一致，光泽明亮，油润鲜活，如果色泽不一，深浅不同，暗而无光，说明原料老嫩不一，做工差，品质劣。茶叶的色泽还和茶树的产地以及季节有很大关系。如高山绿茶，色泽绿而略带黄，鲜活明亮；低山茶或平地茶色泽深绿有光
茶叶的整碎度	整碎就是茶叶的外形和断碎程度，以匀整为好，断碎为次。各类茶，都以中层茶多为好。上层一般是粗老叶子多，滋味较淡，水色较浅；下层碎茶多，冲泡后往往滋味过浓，汤色较深
茶叶的净度	主要看茶叶中混有茶片、茶梗、茶末、茶籽等夹杂物的多少。净度好的茶，不含任何夹杂物

绿茶年年有：你真能区分优劣吗？

方法	优	劣
茶叶的色泽	新茶色泽一般都较清新悦目，或嫩绿或墨绿。绿茶以颜色翠绿、鲜润为好；炒青茶色泽灰绿，略带光泽	若茶叶色泽发枯、发暗、发褐，表明茶叶内质有不同程度的氧化，这种茶往往是陈茶；如果茶条上有明显的焦点、泡点（为黑色或深酱色斑点）或叶边缘为焦边，说明加工不到位；若茶叶色泽较杂，颜色深浅反差较大，说明茶叶中夹有黄片、老叶，甚至有陈茶，这样的茶也谈不上是好茶

（续）

方法	优	劣
茶叶的香气	新茶一般都有新茶香。好的新茶，茶香格外明显。如新绿茶有悦鼻高爽的香气，其香气有清香型、嫩栗香型、熟板栗香型；质量越高的茶叶，香味越浓郁扑鼻	口嚼或冲泡，绿茶闻不到茶香或者闻到一股青涩气、粗老气、焦烟气则不是好新茶。若是陈茶，则香气淡薄或有一股陈气味
茶汤味道	茶汤入口后甘鲜，浓醇爽口，在口中留有甘味者最好；通常取少量样品冲泡观察，好的绿茶，汤色碧绿明澄，茶叶先苦涩，后浓香甘醇，而且带有板栗香味	茶汤入口后，出现不纯正或变质的味道，比如：由于加工技术不到位造成的焦糊味、生青味、水闷味；由于鲜叶原料成分不协调而产生的明显的苦涩味；由于储藏不当而产生的霉味、杂味等
茶叶的干湿度	用手指捏一捏茶叶，可以判断新茶的干湿程度。新茶要耐贮存，必须要足够干	受潮的茶叶含水量都较高，不仅会严重影响茶水的色、香、味，而且易发霉变质

温馨提醒：

　　学然后知不足。记得用实际行动去升级你的生活方式哦！把你学以致用的经验记录下来吧。

1. _____

2. _____

3. _____

知识加油站
关于茶的小知识

　　有文字记载以来，古人经常用不同的字来表示茶、茶叶等，王祯《农书》："早采曰茶，次曰槚，又次曰蔎，晚曰茗，至荈则老叶矣，盖以早为贵也。"茶、诧、槚、荈、蔎、茗、葭、葭萌、瓜芦、皋卢等均为茶的别称。

　　中国是茶树的起源地，也是世界上最早发现茶树和利用茶树的国家。早在公元前600年，我国古书《诗经》和《尔雅》已有关于茶的记述，到公元758年左右，我国唐代陆羽《茶经》更有明确记载："茶者，南方之嘉木也。

一尺、二尺乃至数十尺，其巴山峡川有两人合抱者，伐而掇之。"

茶叶从中国走向世界其他地方，被种植、消费，这一切都有完善的记载。在1200年左右，一位佛教徒将茶叶带到日本；1610年，荷兰人让茶叶第一次进入欧洲，50余年后，英国人开始品味茶叶的美。在19世纪中叶之前，中国一直向西方供应茶叶，但在经过数十年的紧张局势，以及鸦片战争爆发后，英国开始在印度种植茶叶。慢慢地，茶叶逐渐传播于世界很多国家，成为印度、斯里兰卡、肯尼亚等国重要的经济作物。

茶叶吸附作用极强，将喝剩的茶叶擦镜子、门窗、家具等，可以有很好的去污效果。茶水可以去除污垢、油腻，所以可以用喝剩下的茶叶水清洗锅碗瓢盆，不仅可以清洗得很干净，还会让它们看起来光洁如新，且有淡淡的清香。将喝剩的茶叶晒干之后放入纱布中封口，这样的茶叶包可以放在冰箱里，去除冰箱里的腥味，放在厨房、厕所可除臭，放在衣柜不仅可以去除衣服上的香烟味儿等，还会留下清香味。把茶叶晒干，铺撒在潮湿处，这样就能够去潮。也可以将每次喝剩的茶渣摊在木板上晒干，积累下来，可以制作一个枕头芯，让人伴着阵阵清香入睡。

茶叶与粮食、蔬菜和水果等食品一样，存在农药残留的问题。世界上很多国家和地区都制定了茶叶农药最大残留限量标准，用于保障饮茶者健康。对于"有农药残留"的茶叶，只要"残留量不超过农药最大残留限量标准"，则足够安全，可以放心饮用。而且，茶叶多以冲泡饮用茶汤为主，因目前茶园病虫害防治过程中推荐使用的为脂溶性农药，在冲泡过程中进入茶汤的农药量微乎其微。

食膳

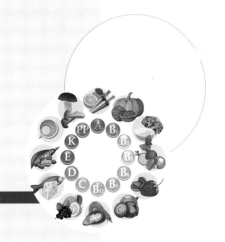

愿你吃好

第十二站　你真正懂食膳吗？

——走进中药材科普基地

> 科普基地简介 <

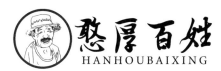

基地名称： 憨厚百姓合作社"湘约自然"中药材科普基地

基地授牌： 农业科普基地、关心下一代工作活动基地、青少年科普基地

开放形式： 接受团队预约

收费标准： 免费

二维码： "愿你吃好"视频号二维码

交通： 搭乘"愿你吃好"游学团专车

眼前是一个偌大的药博园，园区收集种植了 1 000 多种中药材，来自市区的中学生正在憨厚百姓合作社"湘约自然"中药材科普基地开展研学，认识大自然留给人类的宝贝，有的可以作为食膳的材料，有的用于泡用。

蔬东坡 在正式进入游学第十二站前，我先要给大家画个像，做完以下关于食膳食物的极简判断题，你们就知道自己是小白、凡人还是达人啦！

>> 食膳科普知识自测试卷 <<

答题人：＿＿＿＿＿＿　　　得分：＿＿＿＿＿＿

1. 儿童喝蜂蜜会损害牙齿，对吗？（　）

2. 冬天蜂蜜慢慢出现沉淀，是变质了，对吗？（　）

3. 身体较虚弱、肠胃不好、平时较畏寒的人群都不适合喝苦丁茶，对吗？（　）

4. 百合干越白越好，对吗？（　）

5. 中药越陈，药效越好，对吗？（　）

6. 补血实际上要补的是铁元素，吃红枣不能补铁，只能辅助治疗贫血，对吗？（　）

7. 菊花性凉，体虚、脾虚、胃寒病者，容易腹泻者不要喝或是少喝，对吗？（　）

8. 闹肚子的时候可以喝栀子花茶，对吗？（　）

9. 橘皮可以用来熏腊肉，对吗？（　）

扫一扫，对照答案，看看你能得多少分吧。

>> 知识问答社区 <<

食疗草本全视角

油不腻 药食同源的中药有哪些呢？

蔬东坡 药食同源中药特指在我国既是食品又是药品的物品名单中规定的具有传统食用习惯，且被列入国家中药材标准中的动物和植物可使用部分。目前共100余种，包括黄精、百合、木姜叶柯、显齿蛇葡萄、白扁豆、白扁豆花、木瓜、芡实、枣、蜂蜜、山银花、山药、山奈、益智仁、阿胶、龙眼肉、枸杞子、黑芝麻、玉竹、桑葚、薏苡仁、决明子、当归、西红花、草果、姜黄、荜茇等。另外,党参、肉苁蓉、铁皮石斛、西洋参、黄芪、灵芝、山萸肉、天麻、杜仲叶 9 种物质正开展试点管理工作,在充分论证安全性后可正式纳入药食同源中药名单。

茶茗媛 请问既是食品又是药品的物品有哪些?

蔬东坡 目前有丁香、八角、茴香、刀豆、小茴香、小蓟、山药、山楂、马齿苋、乌梢蛇、乌梅、木瓜、火麻仁、代代花、玉竹、甘草、白芷、白果、白扁豆、白扁豆花、龙眼肉(桂圆)、决明子、百合、肉豆蔻、肉桂、余甘子、佛手、杏仁(甜、苦)、沙棘、牡蛎、芡实、花椒、赤小豆、阿胶、鸡内金、麦芽、昆布、枣(大枣、酸枣、黑枣)、罗汉果、郁李仁、金银花、青果、鱼腥草、姜(生姜、干姜)、枳椇子、枸杞子、栀子、砂仁、胖大海、茯苓、香橼、香薷、桃仁、桑叶、桑葚、橘红、桔梗、益智仁、荷叶、莱菔子、莲子、高良姜、淡竹叶、淡豆豉、菊花、菊苣、黄芥子、黄精、紫苏、紫苏籽、葛根、黑芝麻、黑胡椒、槐米、槐花、蒲公英、蜂蜜、榧子、酸枣仁、鲜白茅根、鲜芦根、蝮蛇、橘皮、薄荷、薏苡仁、薤白、覆盆子、藿香、当归、山奈、西红花、草果、姜黄、荜茇。

茶茗媛 食膳能够随便吃吗?

蔬东坡 事物具有其两面性,食膳良方都有它特殊的治疗功效,具有一定的药性,如果食用不对症,则不但没有疗养功效,反而会对身体带来一定的伤害。

茶茗媛 请问常见的香料药材有哪些?

蔬东坡 除上面提到的八角、甘草外,可做香料的药材还有干姜、白芷(是龙虾调料必用之品)、豆蔻(是烧卤腌制菜肴的上好材料,龙虾调料必用之品)、当归(一般与鸡同煮)、肉桂、桂皮、肉蔻(原产于东南亚,是香料中的调味佳品)、花椒(是家庭菜肴中的必用之品)、孜然(是新疆烤羊肉串常用调料)、香叶(香气浓郁,有较强的防腐作用)、辛庚、草果(是烧卤鸡的主料)等。

黄　精

鱼美鲜 常见的黄精有哪些呢？

蔬东坡 黄精属植物约有 40 种，广泛分布于北温带，我国有 31 种。《中华人民共和国药典》（2020 年版）收载的为黄精、滇黄精、多花黄精三个品种，春、秋两季采挖，除去须根，洗净，置沸水中略烫或蒸至透心，干燥即得成品。按形状不同，习称"鸡头黄精""大黄精""姜形黄精"。

油不腻 食用黄精要注意什么呢？

蔬东坡 黄精的性质是比较滋补，不宜大量地服用。如果是咳嗽痰多或者是脾虚有湿以及中寒泄泻者最好不要服用，避免加重病情。

果香秀 黄精能够生吃吗？

蔬东坡 生黄精有麻舌感，且刺激咽喉，不建议生吃。黄精采挖后将其洗净，置沸水中略烫或蒸至透心，干燥，切厚片用。黄精经蒸制后可以去除麻舌感，从而避免刺激咽喉。

茶茗媛 黄精需要"九蒸九制"吗？

蔬东坡 古代文献记载黄精需要"九蒸九制"，"九"代表多次的意思，不一定指 9 次，"九蒸九制"也表示"久蒸久制"。黄精"九蒸九制"的目的：一是为去除生品中的黏液质，二是增加有效成分的含量。对黄精蒸制过程中葡萄糖、蔗糖、果糖、蔗果三糖、多糖、小分子糖、半乳糖进行定量测定，发现随着蒸制增加，多糖降解、小分子糖增加，尤其是果糖大量增加，果糖是"九蒸九制"黄精变甜的主要原因。此外，黄精在蒸制过程中总的氨基酸含量、总皂苷含量有着不同的增减变化，总皂苷含量随蒸制次数的增加而下降。

鱼美鲜 请问黄精有哪些炮制方法呢？

蔬东坡 文献记载黄精的炮制方法有蒸制、酒制、蜜制、熟地制、牛奶制等。2020 年版《中华人民共和国药典》收录的黄精炮制品种有黄精和酒黄精，清蒸法多收载于地方炮制规范。常见的 3 种黄精炮制产品有生黄精、酒黄精、蒸黄精。

百　　合

果香秀　百合有哪些常见品种呢？

蔬东坡　历代本草著作皆以"白花味甘"者为佳，湖南邵阳的地理标志产品龙牙百合符合此道地特性。江苏宜兴和湖南龙山主产卷丹，因其形态卷曲、颜白如玉、味微苦、营养价值高而闻名遐迩。甘肃兰州的地理标志产品兰州百合色泽洁白如玉，肉质肥厚，味极甜美，纤维很少，又毫无苦味，是食用百合的最常见品种。

鱼美鲜　百合干越白越好吗？

蔬东坡　许多养生的朋友会在秋冬季节购买百合干煮粥或者煲汤，购买时会倾向于选择色泽较为洁白的百合干，新鲜的百合洁白通透，但经过加工处理后会因为氧化而变黄。有些商家为了使鲜百合在制备成为百合干后呈现白色或者浅黄色，在生产的过程中会采用硫黄熏蒸的方法，使得百合干不仅在色泽上更加洁白，而且其在一定程度上具有防腐灭菌的作用。在购买时，我们应尽量减少购买纯白色或者浅黄色的百合干，而应选择黄褐色或深褐色的百合干。同时可以闻气味，若没有硫黄酸涩的刺鼻气味，则其被硫黄熏制的可能性较小。

茶茗媛　新鲜百合不好保存，我经常买百合粉泡着吃，如何冲泡百合粉呢？

蔬东坡　分四个步骤：①准备好碗、勺、凉开水和沸水。②在碗里放入适量百合粉，加入适量冷开水搅拌，至恰好将百合粉全部溶入水里调成糊状即可。注意凉开水加少了百合粉分散不开，加多了沸水冲泡时糊化不完全。③加入沸水，注意水一定要开；沸水加入速度和搅拌速度宜均匀，否则冲泡的百合糊结团不匀。④根据个人口味，加入适量白糖（或蜂蜜）、枸杞等，并搅拌均匀，即可食用。

油不腻 百合有哪些食用方法呢?

蔬东坡 百合味道清新,食用方法多样。鲜品可生食、榨汁、炒食、炖汤,可制成百合鲜露、百合肉片、百合炒西芹、百合老鸭汤等;干品可煲汤、熬粥,可制成百合莲子羹、百合冬瓜粥,或将干品磨碎成细粉,用少量冷水调汁,开水冲糊食用。此外,百合还可制成面条,作为主食或火锅食材食用。

果香秀 百合是什么?为什么叫百合呢?主要产自哪里?百合药食两用有多久了呢?

蔬东坡 百合,又名强瞿、韭番、山丹、中庭、摩罗、重箱、中逢花、百合蒜、大师傅蒜、蒜脑薯、夜合花等,是百合科百合属多年生草本球根植物。原产于中国,主要分布于亚洲东部、欧洲、北美洲等北半球温带地区,全球已发现有至少120个品种,中国百合种类约47种,18个变种,占世界百合总数50%以上。江苏宜兴、湖南龙山、湖南邵阳、甘肃兰州、江西万载等地,土壤气候适宜,百合栽培历史悠久,产量高、品质佳,为中国五大百合产区。百合中的"百"是"许多"的意思,因其根茎上有许多肉质鳞叶,又紧紧地抱在一起,状如白莲花,故得名"百合"。百合自古就是药食两用的药材,其食用和药用的历史非常悠久,早在唐朝百合就以食材和药材的双重身份进贡朝廷。目前《中华人民共和国药典》收录有百合、卷丹、细叶百合,此三者都是药食两用品种,兰州百合则是最常见的食用品种。湖南邵阳地区所产的百合片形狭长、两端渐尖、色白肉厚,被冠以"龙牙百合"之名,是历代被认为品质最佳的百合道地药材,也是食用百合中的佳品。

茶茗媛 如何挑选新鲜的百合呢?

蔬东坡 一看饱满程度。品质好的新鲜百合,表面非常饱满,没有皱纹,内含的水分也很多;如果表面已经起了皱纹,那么说明水分已经干了,这样的百合放置的时间比较长了。二看根部泥土。新鲜百合的根部通常是带有泥土的,一般带有泥土的百合会比较新鲜,并且没有什么添加剂,也没有经过漂白。三看叶瓣大小。在挑选新鲜百合时,一定要尽量挑选那些叶瓣较大的、肉质比较厚实的,这样的百合口感比较好一些,但是野生的药用百合，则以瓣片小、厚实为佳。四看根部须根。选购新鲜百合的时候，一定要查看它的全身是否腐烂、发黑，还要看看根须，根须水分比较充足的百合，通常都是比较新鲜的，如果根须发黑、腐烂，很有可能是不新鲜的，不建议购买。五看颜色。新鲜的百合颜色发白或发黄，外层的表皮没有黑色的斑点，如果外层黑斑点太多，有可能百合里面的叶瓣也已经发黑，而如果里面发黑，从外表是很难看出来的。

油不腻 百合如何保鲜呢？

蔬东坡 新鲜百合的水分比较多，在购买回来后，往往会因为吃不完那么多而造成浪费，在保存上的方法如果稍微不注意，会导致其腐烂变质。介绍六种百合的保存方法。一是把新鲜的百合，去掉杂质和泥土以后，直接套上保鲜膜，放到冰箱的保鲜层内，这样能放 7 天左右。二是把新鲜的百合洗净后，像平时煮饭一样，加入适量的清水，放在锅内煮一段时间后，装入保鲜袋子内保存即可。三是把百合根茎放入适当温度的沙子中沙藏，通常可以保存 1～2 个星期，这样保存的百合也可以用于种植。四是把吃不完的新鲜百合一瓣瓣剥开，洗净后晒干，然后用袋子密封保存，随吃随取。五是把新鲜百合放在地上阴干 2 天左右，然后放在挤干空气的保鲜袋子中，放入冰箱内存放即可。六是新鲜百合挑洗干净后，按照平常现吃的方法煮一下，不过煮开后就立即关火，不需煮烂，稍凉后，按照一顿的量分别装保鲜袋，然后放在冰箱冷冻室，可以保存很久，下次想吃的时候只要拿出一袋，待化开后再煮就可以了。

果香秀 百合有哪些花样吃法呢？

蔬东坡 主要有三种吃法：一是清蒸百合。清蒸百合的做法简单，只需将适量新鲜百合洗净，蒸熟即可食用。二是百合莲子粥。选取新鲜百合 30 克、莲子 25 克、糯米 100 克，加入适量红糖，煮粥食用。三是蜜汁百合。选取新鲜百合 60 克、蜂蜜 30 克，放入碗内搅拌，隔水蒸熟食用。

鱼美鲜 如何制作百合炒虾仁呢？

蔬东坡 食材准备：虾、百合、荷兰豆、葱末、盐、胡椒粉、生抽、料酒、糖等。将百合剥成瓣洗净，沥干；荷兰豆去角筋，洗净，切成两段；将虾去虾壳，去虾线，洗净。将处理干净的虾仁放入小碗中，加入盐、胡椒粉搅匀。将荷兰豆放入开水中焯一下快速取出，然后放入凉水中浸泡，激凉保持翠绿。炒锅倒入适量油，烧至五成热时，下入虾仁划散，变色后捞出。炒锅留底油，烧热后下入葱末炒香，加入虾仁，烹入料酒，加入百合、盐、糖、生抽、胡椒粉及少许鲜汤，翻炒片刻待熟，放入荷兰豆炒匀即可出锅。

茶茗媛 什么品种的百合品质较佳呢？

蔬东坡 说到百合，不得不提以下几个品种：一是龙牙百合。产于湖南邵阳的道地百合"以白者佳""以味甘形长者为佳"，湖南邵阳的地理标志产品龙牙百合符合此道地特性。二是卷丹百合，主要产于江苏宜兴和湖南龙山，因其形态卷曲、颜白如玉、味微苦、营养价值高而闻名遐迩。三是兰州百合，它是甘肃兰州的地理标志产品，其色泽洁白如玉、肉质肥厚、味极甜美、纤维很少、毫无苦味，是食用百合的最常见品种。

莲 子

茶茗媛 有什么推荐的莲子的做法呢？

蔬东坡 莲子的最佳采摘时节在每年的 7 月至 8 月底。人们常用新鲜莲子煲粥：将嫩莲子发胀，在水中用刷擦去表层，抽去莲心，冲洗干净后放入锅内，加清水在火上煮熟备用。将粳米淘洗干净，放入锅中，加清水煮成薄粥，粥熟后掺入莲子，搅匀，趁热食用。

果香秀 请问如何挑选莲子呢？

蔬东坡 市面上售卖的多为干燥后的莲子。选购时，可通过以下四个方面来判断。一看颜色。优质莲子的形状、颜色都是莲子的本色，莲子呈自然色，即色白稍带微黄，白中带黄。如果看上去泛白、颜色均匀、品相好看，那么可能是经过漂白或者用硫黄熏蒸处理的。天然的莲子未经漂白应该稍带黄色。二看皮。优质莲子外观上有一些自然的皱皮或残留的红皮，劣质莲子刀痕处有膨胀。三看孔。优质莲子的孔较小，劣质莲子的孔较大。手工和磨皮莲子的孔比较小，用药水泡过的莲子孔比较大。四闻味。优质莲子煮过后，闻起来有清香味。漂白的莲子味道刺鼻。

油不腻 莲子如何保鲜呢？

蔬东坡 主要有四种保鲜方法：一是带莲蓬没有剥出来的莲子可以直接放置在阴凉通风的地方存放，避免阳光直射，一般这样可以保存 3～5 天，但是如果是已经剥离的莲子就不适合用这种方法了，因为已经剥离的莲子在保存一段时间后会迅速干瘪，口感变差。二是可以将莲子装入保鲜袋中置于冰箱中保鲜存放，因为冰箱的温度低，水分多，可以最大限度地保持莲子的新鲜。但是在冰箱中放置的时间越长，莲子的营养成分流失得也就越快，口感也会改变，所以一般在保存 10 天内吃完比较好。三是可以将莲子装入保鲜袋置于冰箱冷冻存放，虽然冰箱冷冻层温度比较低，但是不用担心会把莲子"冻伤"，这样做反而会锁住莲子的营养成分和口感。如果保存得比较好，可以保存半年以上，在吃之前要记得解冻。四是可以将莲子晒干保存，其中的水分蒸发后，莲子的保存时间就能到大大延长，但是莲子晒干后由于质地坚硬，就不能直接食用了，只能用来煮汤、煮粥等。晒干的莲子在制作美食时不需要浸泡，清洗后可以直接放进锅里煮，因为浸泡会延长莲子的煮烂时间，越泡越煮不烂。

果香秀 莲子有哪些花样吃法呢？

蔬东坡 主要有五种吃法：一是冰糖莲子。二是淮莲汤。淮山、莲子、芡实含有钙、铁、磷等物质，并含有一定的糖类及脂肪等，富有营养。猪瘦肉滋阴养血，营养丰富。可多味同用。三是竹荪莲孙汤。竹荪含有多种氨基酸，味道鲜美，营养丰富，被视为珍贵的"山珍"佳肴。将竹荪、嫩丝瓜、鲜莲子以及笋片炖汤。四是潇湘五元龟。龟肉初加工后斩成块，焯水，沥出洗净；锅中放少许油，下姜、葱，炒香，下龟肉煸干水分，烹料酒、酱油，加汤上笼蒸至约七成熟，取出，拣去姜、葱等料待用，将桂圆、荔枝、黑枣、莲仁放入龟肉中，调味，上笼蒸至龟肉软烂进味，取出，撒胡椒粉、枸杞子即成。五是莲子粥。此粥是一道常见的药膳，烹饪方法简单，主要制作原料为粳米和莲子。

鱼美鲜 如何制作冰糖莲子呢？

蔬东坡 食材准备：湘莲 200 克，冰糖 300 克，青豆 25 克，桂圆 25 克，枸杞 5 克，银耳 10 克，水 650 克。先把莲子洗净。用水浸泡 10 分钟。银耳洗净，泡发备用。青豆洗净，放到热水中煮 8 分钟。把莲子、银耳放到锅中，加水煮软，盛到碗中，上锅蒸至软烂。桂圆肉、枸杞用温水洗净，泡 5 分钟滗去水。炒锅用中火加热，放入清水 500 克，再放入冰糖烧沸，待冰糖完全溶化，端锅离火。用筛子滤去糖渣，将冰糖水倒回锅内，放入桂圆肉和枸杞，再放入青豆，大火煮开即可。将蒸熟的莲子滗去水，盛入大汤碗内，再将煮开的冰糖及配料一起倒入汤碗，莲子浮在上面即成。

玉　竹

茶茗媛 能不能详细介绍一下玉竹呢？

蔬东坡 玉竹为百合科黄精属的多年生草本植物。3 年生的玉竹根茎质量最好。采收时间一般是在 8—9 月，在地上部分枯萎变黄色时进行，不能过迟，否则根茎粉少质轻，品质差。日常推荐食用玉竹酒，将玉竹、人参、黄精、制首乌、当归、枸杞切片或捣碎，置于容器中，加入黄酒和糖，经常摇动，浸泡 7 天，过滤去渣即可饮用。

果香秀 玉竹怎么吃最佳呢？

蔬东坡 用玉竹煮甜汤；玉竹与沙参同煮；玉竹搭配人参。

枸　杞

茶茗媛 枸杞的营养价值有哪些呢？

蔬东坡 枸杞含有丰富的 β-胡萝卜素、钙、铁、维生素 B_1 和维生素 C。

鱼美鲜 枸杞的安全性和有效性如何呢？

蔬东坡 枸杞主要含有枸杞多糖、生物碱、多种维生素等成分。枸杞是传统药食同源的中药，其安全性和有效性已得到证实。但枸杞也不是人人皆宜、多多益善的。

茶茗媛 枸杞怎么食用呢？

蔬东坡 一是泡水喝。大多数人都是拿枸杞泡水,然而枸杞中的维生素、胡萝卜素等很难完全被吸收,简单浸泡一下药效很难发挥出来。如果愿意采取泡水喝的方法,一定要用90℃以下的水慢慢浸泡,因为枸杞中含有大量的热敏性物质会在90℃以上的热水中遭到破坏,其营养成分会大打折扣。二是嚼食。直接用嘴嚼,对枸杞中营养成分的吸收会更加充分。三是制成药膳。可制成枸杞大枣粳米粥、枸杞山药鲈鱼汤等。

红　枣

油不腻 红枣生吃好还是熟吃好?

蔬东坡 红枣生吃、熟吃各有好处,看你适合哪种。一是生吃红枣,红枣中的各种营养素保留完整,能最大限度地汲取红枣的营养成分。但红枣外皮坚韧,富含粗纤维,消化不良者不适合食用生红枣。二是熟吃红枣。虽然会破坏红枣的营养成分(如维生素),但将红枣煮熟能更有利于有效物质的渗出。此外,煮熟的红枣,其表皮与果肉更容易被消化吸收,消化不良者、老人和儿童均可放心吃。

薏苡仁

果香秀 薏苡仁有哪些吃法呢?

蔬东坡 主要有三种吃法:一是薏苡仁粥。薏苡仁粥是我们在生活中经常能够吃到的美味食物,其做法比较简单。薏苡仁50克煮粥,用适量白糖调味食用。二是薏苡仁银耳羹。薏苡仁去杂质,用温水浸泡。银耳先放入凉水中浸软,去杂质,改用开水浸泡,直至发透为止。锅中加入冷水、银耳、白糖烧滚,放入泡好的薏苡仁,入水淀粉勾成稀芡,加糖桂花出锅装碗即成。三是薏苡仁酒。薏苡仁粉100克装入瓶内,加入米酒400毫升浸泡,一周后即可饮用,每次服20毫升,若用橘子汁、柠檬汁、苹果汁等水果汁调和饮用,效果更好。

鱼美鲜 如何选择薏苡仁呢?

蔬东坡 一是观察薏苡仁的光泽。有光泽的薏苡仁颗粒饱满，这样的薏苡仁成熟度较好，营养价值也最高。二是看薏苡仁的颜色。好的薏苡仁颜色一般呈白色或黄白色，色泽均匀，带点粉性，非常好看。三是品薏苡仁的味道。上品薏苡仁味道甘甜或微甜，吃起来口感清淡。在挑选薏苡仁时，一定要闻一闻。因为现在有不法商贩将放置陈旧的薏苡仁，经过漂白加工后以次充好。陈薏苡仁尽管表面颜色返白，但其味道发生了改变，如甘味大大降低，有些甚至还有霉变的味道。此外，还可以将其敲开，看内部是否为白色，如果发灰并伴有霉味，请不要购买。

油不腻 如何科学保存薏苡仁呢？

蔬东坡 半年内，保存薏苡仁需要遵守低温、干燥、密封、避光四个基本原则，其中低温是最关键的因素。如果购买的是袋装密封薏苡仁，可从包装上的日期算起，保存时间不应超过6个月。开袋后要尽快吃完，如有少量剩余，应用密封夹夹紧包装袋，放入冰箱内冷藏保存。

白 扁 豆

茶茗媛 能不能介绍一下白扁豆的一种吃法呢？

蔬东坡 首先准备好鲜山药30克、白扁豆10克、白米20克、白糖少量。然后将白米、白扁豆用水淘洗干净，放在一旁备用。将鲜山药洗干净后，将皮去掉并切成片状。往锅内加水并煮沸，将白米、白扁豆入锅，半熟时加入山药片，煮至烂熟，加少量白糖即成，可作早餐食用。值得注意的是：若白扁豆没有煮熟，吃了以后可能发生食物中毒，白扁豆最好放置于干燥处，防潮。

茶茗媛 能不能推荐几款白扁豆花的食膳做法呢？

蔬东坡 白扁豆花的食膳做法颇多：①扁豆花馄饨。首先准备白扁豆花、猪肉各100克，胡椒7粒，面粉150克，调味品适量。然后将白扁豆花洗干净，用沸水烫过。猪肉剁成肉泥，用胡椒油炸后研成末，加适量酱油、味精、食盐做馅。将烫扁豆花的沸水晾凉和面，擀好面皮，放进馅包成小馄饨,煮熟食用。②白扁豆花煎水饮。取干白扁豆花 100 克,用水煎,制成浓液。一般口服剂量按每次每千克体重 0.5～1 毫升计算,一天早、中、晚各服一次。③将扁豆花、陈皮和茯苓一起打成粉末,每天用勺子舀取 10 克左右放入茶杯中,用开水冲泡,闷 5 分钟,代茶饮用。④扁豆花煎鸭蛋。首先准备白扁豆花 40 朵、鸭蛋 2 个、盐少量,再将白扁豆花洗干净,打入鸭蛋,加少量盐搅匀,入油锅里用适量麻油煎熟即可。最好将白扁豆花放置于干燥处,防潮。

当 归

茶茗媛 市面上的当归怎么挑选呢?有什么食膳做法呢?

蔬东坡 当归可分为当归头、当归身、当归尾、全当归。不同的部位作用不同。挑选当归看色泽,闻气味。当归一般长 10～20 厘米,皮呈黄棕色至深褐色,切面呈黄白或淡黄棕色,以主根粗长、饱满、油润、外皮黄棕色、断面颜色黄白、气味浓郁者为佳。切面或表面带绿褐色是受潮变质的表现,不要食用。当归以挥发油多的好,所以气味浓郁者佳。一些不良商家把当归、天麻等药材整个煮过后再售卖或放置于潮湿的地方时间太长,这样的当归挥发油含量低。当归可制成当归母鸡汤:取当归、党参各 15 克,老母鸡 1 只,葱、生姜、料酒、食盐各适量。将母鸡宰杀、洗净、斩成块,同当归和党参一起放入锅中,加清水、葱、生姜、料酒,用文火炖汤,熟时调入食盐即可。

茶茗媛 当归有什么常用搭配?

蔬东坡 当归的常见搭配有当归配熟地黄、当归配火麻仁。

芡 实

茶茗媛 生芡实和炒芡实有区别吗?

蔬东坡 食用生芡实和炒芡实,对身体的作用是不同的。无论是生食芡实还是熟食,一次切忌食之过多,否则难以消化。

果香秀 芡实在早上吃好还是在晚上吃好呢?

蔬东坡 芡实在早上当作早餐食用最佳。将芡实与白扁豆或茯苓或薏苡仁同煮成粥当作早餐食用,早上肠胃吸收能力是最佳的,可最大限度地利用、吸收芡实的营养成分。芡实不易消化,若在晚上食用,不利于睡前肠胃休息。

鱼美鲜 芡实和什么不能一起吃呢?

蔬东坡 芡实质地坚硬,含有较多淀粉,较难被消化,若与难以消化的其他食物大量同食,很容易导致肠胃不适,如玉米、小麦、燕麦、大豆、糙米等。最好是食用芡实 4 小时后再吃其他同类食物。还须注意,有便秘及消化不良之人不适宜吃芡实,以免加重病情。

油不腻 芡实一天吃多少颗为宜呢?

蔬东坡 芡实含有较多的蛋白质、脂肪、碳水化合物、粗纤维、钙、磷、铁、硫胺素、核黄素、维生素及微量胡萝卜素等营养成分。芡实是一味可以食用的中药,但食用过多容易导致大便不畅、消化不利、身体不适。建议每天食用 9～15 克为宜。

罗 汉 果

茶茗媛 罗汉果有哪些营养价值呢?

蔬东坡 罗汉果是我国卫生健康委员会首批的药食同源的物品之一。因富含多种营养元素并具有极高的药用价值,素有"神仙果"之美称。从罗汉果果实中提取的罗汉果甜苷属于天然新型甜味剂,其甜度是蔗糖甜度的400～500 倍,且热量低,是糖尿病人、肥胖患者理想的糖的替代品。

鱼美鲜 请问罗汉果多应用在哪类食品中呢?

蔬东坡 罗汉果作为一种药食同源的中药材,没有剂量限制,无毒副作用,可长期食用。罗汉果甜苷作为一种天然新型甜味剂,是一种理想的蔗糖替代品，被广泛应用于食品行业中。现将罗汉果应用介绍如下：①饮品。饮品行业是罗汉果甜苷最大的市场，罗汉果复合饮料、罗汉果复配凉茶、罗汉果醋、罗汉果乳饮料等层出不穷，广受消费者的喜爱。许多研发人员通过产品研究优化配方，得到了风味更佳、更具营养价值的产品。例如以罗汉果和武夷肉桂茶为主要原料，添加蜂蜜、柠檬酸等辅料，研制出具有优良口感的复合凉茶饮料。②罗汉果粉。罗汉果粉中的罗汉果甜苷含量小于 20%，为黄色粉末，保留了罗汉果原始风味与果内营养物质，一些主打"零卡糖"概念的食品中添加了罗汉果粉，就是利用其中的罗汉果甜苷起到调味的作用，最终复配成 0 卡路里、0 热量的代糖产品，罗汉果粉可直接冲水饮用。③罗汉果甜苷提取物（食品添加剂）。罗汉果中的罗汉果甜苷含量一般为 50%，为浅黄色或乳白色粉末，纯天然、零热量、高甜度，可替代蔗糖，适合所有人群，应用范围比较广泛，比如饮料、酒水、休闲食品等。有些咖啡的"糖包"中有罗汉果提取物。④罗汉果糖。可将罗汉果甜苷应用于糖果中，制作成无糖型糖果或代糖产品，罗汉果甜苷在满足甜味需求的同时，不易引发龋齿，对小孩更加安全。

茶茗媛 市面上的罗汉果有哪些分类呢？

蔬东坡
罗汉果可分为两种，新鲜果和干果，其中新鲜果主要用于罗汉果甜苷提取，干果主要烘干后用作中药或者泡茶，干果可长期保存。新鲜罗汉果一般是在 7—8 月授粉后生长了 85 天左右的果实，当果柄为黄褐色，果皮略呈淡黄色，果实较富有弹性时即成熟，需要及时采收，新鲜果实要求无开裂、病斑、霉变、畸形、未成熟及露瓣，一般在霜降前必须采收。罗汉果一般分为特果、大果、中果、小果以及等外果等几个档次，一般家庭购买中果即可。干的罗汉果呈卵形、椭圆形或球形，长 4.5～8.5 厘米，直径3.5～6.0 厘米，表面褐色、黄褐色或绿褐色，有深色斑块和黄色柔毛，有的具有 6～11 条纵纹。顶端有花柱残痕，基部有果梗痕。体轻，质脆，果皮薄，易破。果瓤（中、内果皮）呈海绵状，浅棕色。种子扁圆形，浅红色至棕红色，两面中间微凹陷，四周有放射状沟纹，边缘有槽。气微，味甜。

果香秀 如何保存罗汉果呢？

蔬东坡 新鲜罗汉果采收后，剪齐果蒂，以防碰伤。采用塑料筐进行储藏和运输。在工厂加工前静置 15～30 天，使果实充分后熟，果皮转变为金黄色，从而使有效成分罗汉果甜苷得到充分转化。若平常家庭保存新鲜罗汉果，可用塑料袋密封置于冰箱冷藏室中，可以保存 10～30 天。罗汉果加工成干果的方法：按大、中、小分级烘烤，在烘烤初期和出炉前 3～4 天，温度保持在 50℃，中期 2～3 天温度控制在 65℃。一般烘 8～10 天出炉。烘烤期间，注意翻动果实，使其受热均匀，以防出现"响果""焦果"或"爆果"。罗汉果加工成干果后，放入内衬白色薄膜的编织袋或者单果真空包装，存放于清洁、阴凉、干燥通风、无异味的专用仓库中，注意防虫蛀、防鼠咬，定期抽查，如有回潮现象，要及时低温（30～40℃）重烘，重新包装。

油不腻 如何制作罗汉果美食呢？

蔬东坡 罗汉果可与许多食物一起清炖，具有清肺利咽、化痰止咳、减肥美颜的作用，可根据自己喜欢的食物与口味制作美味且健康的佳肴。一是罗汉果煲鸡汤：准备罗汉果 2 个，母鸡 1 只，绍酒 10 克，适量的姜、葱、味精和盐。处理好鸡，切好葱和姜片，把鸡肉、罗汉果、姜、葱、绍酒放入煲内，加水 2 500 毫升，等到快煮熟的时候再放入盐和味精，煮的时间尽量久些。二是罗汉果鹌鹑汤：将罗汉果一切为二，胡萝卜、圆萝卜去皮切块，鹌鹑放进沸水中略煮后捞起以去血水，烧一锅水，水沸腾后把所有材料放进去，先以大火沸煮 20 分钟，再改用中小火慢熬 2 个小时，吃时加适量盐即可。三是罗汉果粳米粥：准备罗汉果 250 克，粳米 50 克，精盐、味精适量。将罗汉果压碎，加适量清水煎煮，共煎 3 次，用纱布滤去渣备用。粳米用水淘洗干净，放入罗汉果汤汁中煮粥，粥沸时用小火继续煮，直至米烂，加入盐、味精即可食用。四是罗汉果猪肺汤：罗汉果 1 个，猪肺 250 克，先将猪肺切成小块，挤出泡沫，与罗汉果一起加清水适量煮汤，调味服食。五是罗汉果茶：罗汉果 10 克，蜂蜜适量，山楂片 10 克，清水 250 克。将罗汉果洗净、压碎，山楂洗净，与罗汉果同放锅中；锅内加清水，上火煮熟后，去渣留汁倒入杯中；将蜂蜜适量放入杯中，搅匀，作夏季饮料饮用。

山 药

茶茗媛 山药是什么？有哪些特点呢？

蔬东坡 山药通称薯蓣，属薯蓣科多年蔓生草本植物薯蓣的块茎。栽种者称为家山药，野生者称为野山药；中药材称为淮山、淮山药、怀山药等。山药的块根富含淀粉和蛋白质，可食用。山药因营养丰富，自古以来就被视为物美价廉的营养食品，既可作主粮，又可作蔬菜，还可以制成糖葫芦之类的小吃。

龙 眼 肉

果香秀 请问如何食用龙眼肉呢？

蔬东坡 龙眼肉常见的做法是制成龙眼莲子粥：取龙眼肉 15 克、莲子肉 15 克、红枣 5 枚、白糖 2 大匙、糯米适量。将莲子去皮、去心，洗净备用。然后将红枣去核，糯米用清水反复淘洗干净，除去泥沙杂质，备用。最后将糯米倒入铝锅内，加入红枣、莲子肉、龙眼肉、白糖、水，置旺火上烧沸，再用小火熬煮至熟即成。还有一些常见搭配对补益身体也十分有益，如龙眼肉配人参、龙眼肉配百合。

鱼美鲜 请问如何挑选龙眼肉呢？

蔬东坡 新鲜龙眼肉颜色是乳白色的，干龙眼肉色泽上为黄褐色的较好，龙眼肉在晾晒过程中，其中的糖类、蛋白质等成分会发生反应。一般来说，干龙眼肉的颜色是黄色、黄褐色，若保存不当或长期暴露在空气中，颜色会慢慢加深，黑色、暗褐色的龙眼肉可能是陈年旧货，不仅口感较差，营养价值也受影响。龙眼肉含丰富的营养物质，味道甘甜，闻起来有淡淡的香气，若龙眼肉有刺激性气味，很可能被化学成分熏染，不建议购买。

鱼 腥 草

茶茗媛 新鲜鱼腥草食用方法及禁忌有哪些呢？

蔬东坡 鱼腥草营养价值高，是人们常用的野生蔬菜之一，四季可采，一般人可以长期食用。鱼腥草是传统中药材。新鲜鱼腥草的食用做法：可将鲜嫩的鱼腥草叶、芽洗净，加入适量盐、醋、油淋辣椒拌匀食用。

车 前 草

果香秀 能推荐一款车前草食膳的做法吗？

蔬东坡 车前草生长很普遍，食用车前草的采摘时间在春季 3—5 月，此时车前草叶片鲜嫩，食用口感好。药用车前草秋季采挖或采摘较好，此时车前草相对成熟老化，药用成分含量高。现推荐一款车前草食膳——车前草猪小肚汤：准备鲜车前草 60～90 克、猪小肚 200 克、食盐少许，将猪小肚切成小块，加清水适量与车前草煲汤，用食盐调味，饮汤食猪小肚，每日两次。

益 母 草

茶茗媛 能介绍一下益母草食膳的做法吗？

蔬东坡 推荐一款益母草活血养颜汤的做法：鸡蛋 4 只，煮熟去壳，将益母草 30 克和桑寄生 30 克洗净，然后把熟鸡蛋、益母草和桑寄生放进砂锅内，用文火煮沸，半小时后放入冰糖，煲至冰糖融化。服法：除去汤中益母草和桑寄生，吃蛋、饮汤。

山 银 花

茶茗媛 山银花有哪些简便的吃法或用法呢？

蔬东坡 山银花薄荷茶做法：将山银花、薄荷用沸水冲泡，加盖闷 15 分钟，加入适量蜂蜜即可。金银花蜂蜜茶做法：将金银花漂洗干净后放入壶内，注入水，盖上盖子泡 10 分钟左右，茶汤转为淡黄色即可饮用，根据自己的口味加入蜂蜜或冰糖即可。

麦 冬

果香秀 能不能推荐一种麦冬食膳的做法呢？

蔬东坡 推荐麦冬天冬雪梨汤，其做法如下：将雪梨洗净、去核、切片。天冬、麦冬、冰糖同时放入瓦罐内，加水适量，用大火烧沸，改用小火煲 1 小时即可。

蒲 公 英

鱼美鲜 蒲公英有哪些常见的食用方法呢？

蔬东坡 蒲公英具有很高的观赏价值，也是早春一种很好的野菜。其食用方法很多，叶片可生食、腌渍或焯后凉拌，也可以切细后与米煮食或用油炒食用，还可制成不含咖啡碱的蒲公英咖啡，其花可酿制成蒲公英酒。

艾

油不腻 请问艾在日常生活中如何食用呢？

蔬东坡 艾姜煮鸡蛋是一种最为常见的烹饪方法。将新鲜的艾叶、干姜和蛋一起放入锅中，待鸡蛋熟后剥壳，再入锅煮十分钟，可加入红糖，简单的艾姜煮鸡蛋就做好了。注意：艾虽有药用，但不可多食。

萝 藦

果香秀 能简单介绍一下萝藦吗？

蔬东坡 萝藦为萝藦科萝藦属多年生草质藤本植物。萝藦的果壳为药材天浆果。萝藦有一种简单的吃法——凉拌萝藦，即将萝藦去杂洗净，切条放入盘内，加入酱油、醋、白糖、麻油，拌匀即可食用。萝藦营养丰富。

马 齿 苋

油不腻 能推荐马齿苋的吃法吗？

蔬东坡 马齿苋为马齿苋科马齿苋属一年生草本植物，马齿苋生于菜园、农田、路旁，是常见的野生蔬菜。马齿苋叶可以凉拌，将马齿苋去根、老茎，洗净后入沸水锅焯水后捞出，用清水多次洗净黏液，切段，放入蒜泥、酱油、麻油拌匀即成。马齿苋性寒，不宜久食。马齿苋忌与甲鱼、胡椒同食。

苍　　术

果香秀　能介绍一下苍术吗？

蔬东坡　苍术为菊科苍术属多年生草本植物。野生苍术春、夏、秋季均可采挖，以 8 月采挖的质量最佳。日常食用苍术，可做苍术猪肝粥。苍术忌与胡荽、大蒜同食。

藿　　香

鱼美鲜　能介绍一下藿香吗？

蔬东坡　藿香为唇形科藿香属多年生草本植物。藿香全年可采，但以 6—7 月植株花序抽出而未开花时，将全株割下晒干效佳。日常的做法有藿香粥：将藿香嫩叶 30 克洗净后放入铝锅内，加水煎 5 分钟，弃渣取汁。将粳米洗净，倒入锅内，加水适量，用武火烧沸后改文火熬煮，待粥熟时，加入藿香汁，再煮沸一二成沸即可食用。

鱼美鲜　请问广藿香有什么特别之处吗？

蔬东坡　石牌广藿香枝条较瘦小，表面较皱缩，灰黄色或灰褐色，节间长 3～7 厘米，叶痕较大而凸出，中部以下被栓皮，纵皱较深，断面渐呈类圆形，髓部较小，叶片小而厚，暗绿褐色或灰棕色。海南广藿香枝条较粗壮，表面较平坦，灰棕色至浅紫棕色，节间长 5～13 厘米，叶痕较小，不明显凸出，枝条近下部始有栓皮，纵皱较浅，断面呈钝方形，叶片较大而薄，浅棕褐色或浅黄棕色。花冠淡紫色或红色。返潮、发霉、变质的藿香不宜选购。

青　　葙

茶茗媛　能介绍一下青葙吗？

蔬东坡　青葙是苋科青葙属一年生草本植物。青葙可做青葙鱼片汤。具体做法如下：青葙 9 克，鱼肉 50 克，豆腐 250 克，海带、时令蔬菜适量。青葙入砂锅内水煎，文火煎 2 次，取煎汁放入锅内，放入洗净切碎的海带煮 10 分钟，然后捞出海带。鱼肉切片，放入碗内加少量汤汁拌和，与豆腐下锅稍煮后下蔬菜，加调料，略煮即可。

桔　梗

果香秀 能介绍一下桔梗吗？

蔬东坡 桔梗为桔梗科桔梗属的多年生草本植物。桔梗畏白及、龙眼、龙胆，忌猪肉。桔梗可和甘草、绿茶一起做成茶：将桔梗、甘草放入杯中，放入绿茶后用开水浸泡 10 分钟即可。

酸　枣

油不腻 能不能推荐一款酸枣的药膳做法呢？

蔬东坡 酸枣可制成酸枣仁粥：将 10 克酸枣仁捣碎，与 15 克生地黄水煎取汁，与 1 千克粳米同入砂锅内，煮至米烂汤稠停火，盖紧盖，闷 5 分钟即可。酸枣有南酸枣和北酸枣的区分，但成熟的时间都差不多，在每年的立秋前后，越靠北方成熟得越早，而北酸枣越靠南方成熟越晚，最晚的可延长到 10 月。

山　楂

茶茗媛 能介绍一下山楂吗？

蔬东坡 山楂为蔷薇科山楂属的落叶乔木。将鲜山楂洗净切片后放入锅中，加水适量，煮沸 5 分钟，取汁即成，可代茶频频饮用。山楂果实在秋季成熟，但是在 10 月时采摘最好，这时的山楂不仅果实营养价值高，而且产量也高。但山楂多食耗气，损齿，易饥。

木　槿

茶茗媛 能不能介绍一下木槿呢？

蔬东坡 木槿是锦葵科木槿属落叶灌木。木槿花可做菜，为大家推荐木槿砂仁豆腐，其制作过程如下：烧热锅，加花生油烧至八成热，放入阳春砂仁和生姜末炒出香味，捞去渣，锅中加适量清水，放入豆腐片煮开。木槿花去蒂洗净，投入锅内再煮沸，加入细盐、味精调好味，淋香油少许即成。木槿花采摘在夏、秋季，选晴天早晨，花半开时采摘，晒干。

苦　参

鱼美鲜 能不能介绍一下苦参呢？

蔬东坡 苦参为豆科槐属的落叶半灌木。苦参可做苦参油，将适量苦参研成细粉末，加入香油或菜油调匀即可。一般生长 2～3 年的苦参可进行采收。在秋末或春初，挖出根茎晒干即为成品。苦参不宜与藜芦同用。

决　明

果香秀 能不能介绍一下决明呢？

蔬东坡 决明为豆科决明属一年生亚灌木状草本植物。决明秋末果实成熟，荚果变黄褐色时采收，将全株割下晒干，打下种子，去净杂质即可。

茶茗媛 如何挑选决明子呢？能推荐几种决明子的做法吗？

蔬东坡 决明子外观呈菱方形，长 5～8 毫米，宽 2.5～3 毫米，表面黄褐色或绿褐色，平滑而具有光泽，两面各有一条凸起的棕色棱线，棱线两侧各有一条浅色而稍凹陷的线纹；质硬不易破碎，横切面皮薄，可见灰白色至淡黄色的胚乳，子叶黄色或暗棕色，强烈折叠而皱缩；好的决明子水浸后，由种子两侧稍凹陷的线纹处胀裂；闻之气微，口尝味微苦，略带黏液性。决明子主要有以下几种做法：①杞菊决明子茶：取枸杞子 10 克、菊花 3 克、决明子 20 克。将枸杞子、菊花、决明子同时放入有盖杯中，用沸水冲泡，加盖闷 15 分钟后可开始饮用。②肉松决明子煲凉瓜：取肉松 50 克、决明子 20 克、凉瓜 300 克、姜片 10 克、清水 600 克、盐 5 克、鸡精 3 克、糖 1 克。将凉瓜掏去瓤洗净切成 1 厘米厚片，决明子除去杂质待用。将净锅上火，放入清水、肉松、决明子、凉瓜、姜片小火炖 30 分钟，调味即成。

银　　杏

果香秀 能不能介绍一下银杏呢？

蔬东坡 银杏为银杏科银杏属落叶乔木。银杏种子称为白果，白果可食用，推荐白果蒸鸡蛋：将 2 个干白果仁捣碎研成细粉，将鸡蛋一端打一小孔塞入白果粉，用纸封口朝上，蒸熟即可食用。食用时应特别注意：5 岁以下小儿禁食，5～10 岁儿童每次 5 个以内，成人每次 10 个以内，避免生食。白果不能与鳗鱼同食。白果有一定毒性，生食、炒食或煮食过量可导致中毒。

国　　槐

茶茗媛 能不能推荐一种国槐的食用方法呢？

蔬东坡 国槐是豆科槐属的落叶乔木，分布在路旁、林间，多为栽培。国槐花期在 7—8 月，果期在 10—11 月。花蕾期采收花蕾，称为槐米。花期采花，称为槐花。国槐的荚果称为槐实（槐豆、槐角）。国槐有多种食用方法，推荐国槐槐花糕：槐花初开时，采集未开全的花朵，洗净后拌上油和糠，然后加入干面粉，随加随搅拌，调成松软的面糊。略加酵母粉，稍等片刻，上蒸锅蒸。蒸熟后用刀切成小块即可食用。

油　　松

茶茗媛 油松有什么推荐的食膳方法呢？

蔬东坡 油松为松科松属的针叶常绿乔木。食膳推荐松针酒：将采回的松针整理好，捡去老枝枯叶杂物，用纯净水洗净，装入洗净无油的缸、坛中，略加按压，松针装至缸容量的 80%，加入与松针等重白糖，加水至缸的 90%，水过松针面即可。用塑料纸扎口密封，置阴凉处，一两个月后即可饮用。油松为常绿乔木，其叶松针一年四季均可采摘。松花粉可在花期

4—5 月时进行采摘。

侧　　柏

油不腻　能不能介绍一下侧柏的食用方法呢？

蔬东坡　侧柏是柏科侧柏属的常绿乔木。侧柏的球果于 10 月成熟，于秋、冬二季采收成熟种子，晒干，除去种皮，收集种仁，即为柏子仁。推荐柏子仁粥：将柏子仁去皮壳、杂质，洗净，捣烂。将米洗净，与捣烂的柏子仁一起放入砂锅内，加适量水，大火煮沸，改小火煮约 30 分钟，加入蜂蜜调味即可。

怪　　柳

鱼美鲜　能不能介绍一下怪柳呢？

蔬东坡　怪柳是怪柳科怪柳属的灌木或小乔木。鲜怪柳叶 30 克，切碎晒干，放入砂锅内，大火煮沸，改小火煮 10～15 分钟，可代茶频饮。怪柳应在未开花时采下幼嫩枝梢，阴干。

山茱萸

茶茗媛　能介绍一下山茱萸吗？

蔬东坡　山茱萸是山茱萸科山茱萸属的落叶乔木或灌木。山茱萸的果期为 9—10 月，最佳采收期为 9 月下旬至 10 月上旬，最晚应在 10 月底以前采收。过早采摘，果肉干瘪，颜色不鲜，影响产量和质量，过晚采摘，易落果或被鸟啄而减产。山茱萸恶桔梗、防风、防己。可做成山茱萸肉粥：先将山茱萸肉洗净，去核，与粳米一同放入砂锅，加水煮粥，待粥煮熟时，加入白糖，稍煮即可。

杜　　仲

茶茗媛　能推荐一种有关杜仲的食膳吗？

蔬东坡 杜仲是杜仲科杜仲属的落叶乔木。杜仲采收一般是在清明至夏末之间。食膳推荐杜仲腰花：将猪腰子洗净，片去腰臊筋膜切成腰花，杜仲加清水熬成浓汁，姜切片，葱切断，白糖、味精、醋、酱油和淀粉兑成杜仲汁。将锅置于武火上烧热，放入花椒、姜、腰花、料酒，迅速翻炒，再放入杜仲汁，颠锅即可。

野　葛

果香秀 能不能详细介绍一下野葛呢？

蔬东坡 野葛为豆科葛属的多年生灌木状缠绕落叶藤本植物。野葛根称为葛根。葛根常做成葛粉食用：将新鲜葛根块洗净，用机械碎解或手工捣烂，再用清水冲洗过滤，分离淀粉浆和粉渣。静置沉淀，取底层粉末晒干或烘干即可。葛粉可用开水冲泡搅拌至半透明状，加适量白糖调味食用。野葛年生长期约 6 个月，一般选择秋季或春季采收。对野葛而言，5 年生葛根 11 月份采收具有较高的利用价值。

延 胡 索

鱼美鲜 能不能介绍一种延胡索简单的食用方法呢？

蔬东坡 延胡索待地上茎叶枯萎后再取其块茎，此时延胡索质量最佳。延胡索益母草枣营养价值较高，将 10 克延胡索块茎、30 克益母草、10 枚大枣以及 3 个鸡蛋加适量清水后煮至鸡蛋熟透，去壳再煮片刻，去渣取汁，饮汤食蛋。

茜　草

油不腻 能不能推荐一款茜草的食膳做法呢？

蔬东坡 茜草春秋两季均可采挖，需去掉茎苗，洗净晒干。素有茜草炖猪蹄的做法：茜草用纱布包好，猪蹄洗净剁成小块。将茜草、猪蹄和红枣一起加水炖 30 分钟，待猪蹄熟烂后，拣去茜草即可食用。

地　黄

鱼美鲜 地黄能煮粥吗？

蔬东坡 地黄主要在秋后采摘，春季也可。地黄能煮粥。将生地黄切片，稍微冲净，放入锅中，加入 2～3 杯水，小火煎煮约 20 分钟，以纱布过滤取汁，备用。白米洗净入锅，将剩下的水倒进去，浸泡约 30 分钟。倒入滤出的汁，搅拌一下，以大火煮滚，转小火，盖上锅盖，慢熬成粥，即可食用。

红　蓼

果香秀 能不能推荐一款红蓼的食膳做法呢？

蔬东坡 红蓼可在其果期 8—10 月进行采摘。但其菜品是以红蓼叶为原料。民间常有红蓼叶蒸鱼的吃法：将红蓼叶切成细碎末，将葱切段，少许葱白切丝。将鱼去鳞及内脏，洗净，在鱼身两面划数刀，内外抹盐腌制 10 分钟，将葱段、部分红蓼叶塞进鱼肚，剩余红蓼叶撒在鱼身上，旺火蒸 8 分钟。出锅后倒上蒸鱼豉油，撒上葱丝，滚油浇淋即成。

薄　荷

茶茗媛 蜂蜜薄荷茶怎么做呢？

蔬东坡 薄荷在南方地区一年四季都可采摘，而以气候适宜的 4—8 月产量最高，品质最佳。蜂蜜薄荷茶的味道和营养极佳：将采摘新鲜的薄荷枝叶洗净，把薄荷连枝带叶和绿茶茶包一起放入杯子，冲入 200 克沸水浸泡，直到茶水冷却。捞出茶包和薄荷枝叶，在泡好的茶水里倒入蜂蜜，搅拌均匀，再根据个人口味加入细砂糖。注意：薄荷不宜多服、久服。

刺　儿　菜

米小颜 能不能推荐刺一种刺儿菜的可食用粥做法呢？

蔬东坡 刺儿菜又称为小蓟。刺儿菜全年可采，花期为每年的 5—6 月，5—6 月是吃刺儿菜的最佳时间。民间素有刺儿菜粥的做法：将刺儿菜择洗干净，入沸水锅焯过，冷水过凉，捞出切细。粳米淘洗干净，用冷水浸泡半小时，捞出，沥干水分。取砂锅加入冷水、粳米，旺火煮沸改用小火煮至粥将成时，加入刺儿菜，待滚，用盐、味精调味，撒上葱末，淋上香油，即可食用。

毛叶地瓜儿苗

鱼美鲜 能不能推荐一种毛叶地瓜儿苗的食膳呢？

蔬东坡 毛叶地瓜儿苗生于山野的低洼地或溪流沿岸的灌木丛及草丛中，全年可采。毛叶地瓜儿苗地上部分称为泽兰。毛叶地瓜儿苗食膳以泽兰红枣茶为佳：将 10 克泽兰洗净，与 30 克枣干和 1 克绿茶一起放入茶杯中，用沸水冲泡，温热服食即可。

鸭 跖 草

果香秀 请问能不能推荐一种鸭跖草的简便做法呢？

蔬东坡 鸭跖草多生长在阴湿处，全年可采。鸭跖草的做法简单：将鸭跖草清洗干净备用，锅烧至七成热，煸香大蒜；添加鸭跖草，与大蒜一起煸炒，至鸭跖草掉色放盐就可以。

野 苋 菜

油不腻 野苋菜有哪些常用的做法呢？

蔬东坡 野苋菜一般在秋季 8—9 月进行采摘。野苋菜做法简单：将野苋菜去老梗后洗净，洗时轻揉数下。灶上放锅，锅内不用放油，直接将苋菜与拍碎的蒜放入，以中火将野苋菜烤萎，此期间要不停翻动。顺锅边倒入油，翻炒均匀，加入盐、鸡精和少许的糖调味。以中小火将苋菜再烧 7~8 分钟，使其汤汁完全渗出，梗茎软而不烂时即成。

芦　苇

茶茗媛 芦苇有哪些常见的食膳做法呢？

蔬东坡 一般每年 4 月就可以开始采摘芦苇叶了。夏末秋初的芦苇叶，肥厚嫩绿。芦苇笋可在其花果期 7—11 月进行采摘。民间常有芦苇炒肉的做法：将芦苇切片，猪肉切片，肥肉切小丁，小尖椒切段，备用。用中火煸肥肉丁至金黄色，调大火，将芦苇笋煸香。待油煸干后，依次加入生抽、醋、香槽卤炝锅，盛出待用。热锅，油温约五成热时加入猪肉片滑开，至肉片断生变色，加入炒好的芦苇笋，略翻炒，加入小尖椒继续翻炒，出锅即可食用。

菖　蒲

果香秀 能不能推荐一种菖蒲的用法呢？

蔬东坡 菖蒲全年可采。菖蒲可用于洗浴：取菖蒲叶和根茎及艾草适量，用清水洗净，放入锅中加水煎煮，大火煮沸，改小火煮 20 分钟。舀出，加凉水至适宜温度即可进行洗浴。

水烛香蒲

油不腻 能不能推荐一种水烛香蒲的食膳呢？

蔬东坡 水烛香蒲的花粉称为蒲黄。水烛香蒲的花期为 6—7 月，此时可采收其花粉。各种食膳中，蒲菜涨蛋这一菜品极佳：将水烛香蒲择洗干净后，放入水里焯水，斜切小段，把鸡蛋打散，放入淀粉搅匀，放入水烛香蒲、盐、白胡椒粉、料酒和酱油混合均匀，起锅倒油，开中火，油热后倒入蛋液，开中小火煎，并不时地晃动锅，使其受热均匀，等蛋液凝固得差不多，再翻面，煎至两面均为金黄色后，改刀装盘即可食用。

荇　菜

茶茗媛 能不能推荐一种荇菜的简便食用方法呢？

蔬东坡　　荇菜四季可采。民间常用蒜蓉炒荇菜：首先把荇菜浸泡 15 分钟，洗净，去除杂物备用。准备好蒜蓉。将蒜蓉及油放到锅内，把蒜蓉炒香，然后放入荇菜，大约炒 13 分钟，荇菜变软，加入盐，再炒 50 秒，即可食用。

茭　　白

鱼美鲜　能不能推荐一种茭白常用的食用方法呢？

蔬东坡　　茭白的采收季节分为夏、秋两季。夏茭白一般在 5 月底至 6 月初开始采收，秋茭白一般在 9 月底至 10 月初开始采收。推荐一种油焖茭白的做法：备好食材，茭白切滚刀块。备好葱花、酱汁、老抽、海鲜酱、清水、淀粉。锅中放油，油量稍微多一些。加入茭白，转小火，翻炒几下至变软。加入酱汁、老抽、海鲜酱炒匀上色。加入适量清水、少许糖，加盖焖煮，时间由火候与水量决定，加盐调味后，淋入少许水，淀粉收汁即可出锅。装盘，撒点葱花装饰，即可食用。茭白不宜与豆腐同食。

千 屈 菜

果香秀　能不能推荐一种千屈菜食用粥的做法呢？

蔬东坡　　一般于 4—5 月到野外采摘千屈菜。千屈菜食用粥以千屈菜马齿苋粥为佳：准备好 30 克千屈菜、20 克马齿苋、150 克粳米、蜂蜜或红糖适量。粳米淘洗干净，择去千屈菜的老黄叶和根茎，洗净，切 2 厘米的段，洗净马齿苋，切细。将粳米、千屈菜、马齿苋放入锅内，加清水适量，用旺火烧沸，转用中火煮至米熟烂成粥，加蜂蜜或红糖调味，早晚各食 1 次。

山 银 花

茶茗媛　能不能介绍一下山银花的食用方法呢？

蔬东坡　　日常中山银花主要有 3 种食用方法：①生食。取山银花鲜嫩茎叶及鲜花适量，用冷开水洗净，细嚼咽下。②蒸煮。可做成山银花粥：煮粥时加入少量山银花蕾。③泡茶。可做成山银花薄荷茶：将山银花、薄荷用沸水冲泡，加盖闷 15 分钟，加入蜂蜜即可。最好将山银花置于阴凉干燥处，防潮，防蛀。

枳　　壳

茶茗媛 枳壳有哪些做法呢？

蔬东坡 枳壳有粥和茶两种不同的做法。枳壳茶：准备枳壳 10 克、花茶 3 克，用 300 毫升开水冲泡后饮用，冲饮至味淡。枳壳粥：准备枳壳 10 克、大米 100 克。将枳壳择净，放入锅中，加清水适量，浸泡 5～10 分钟后，水煎取汁，加大米煮为稀粥即成，每日 1 剂，连续食用 2～3 天。

杜 仲 叶

油不腻 杜仲叶有哪些食用方法呢？

蔬东坡 杜仲叶食用以杜仲炒腰花最为流行：准备好猪肾、杜仲、黄酒、淀粉、盐、白砂糖、花椒、大蒜、葱、姜、味精、猪油。将猪肾剖开，除去白色筋膜和臊腺，清洗干净，切成腰花，再将杜仲洗净，放在锅内，加入适量清水，熬成浓汁 30 毫升，然后加入适量黄酒、淀粉、盐调匀，拌入腰花内，加适量白砂糖，混合均匀，最后将猪油倒入铁锅内，用武火烧热，投入腰花、花椒、葱（切末）、姜（切末）和大蒜（切末），不断翻炒，待腰花炒熟后，加少量味精，即可食用。但需注意，杜仲叶本身有一定的毒性，其食用时间不能够太长，最长不可以超过 21 天。

天　　麻

茶茗媛 能不能推荐几种天麻的食膳做法呢？

蔬东坡 天麻常见做法有以下几种：①天麻煮鸡蛋：取天麻片 30 克、鸡蛋 3 个，先将天麻片放锅内加水煮 30 分钟，打入鸡蛋煮熟后即可食用。②天麻肉片汤：取天麻、猪肉各适量，将天麻浸软切片待用。肉片做汤，加入天麻片 3～6 克共煮。药、肉、汤俱食，宜常服。

山　奈

果香秀 请问能不能推荐几款山奈的食疗做法呢?

蔬东坡 山奈又被称为沙姜,主要有以下几种食疗做法:沙姜鸡,需要准备以下材料:鸡 1 只,沙姜 3~4 粒,葱 3 根,盐 1 茶匙,糖 1/2 茶匙,油 2 大匙,料酒 2 茶匙,五香粉适量。将鸡洗净,剁块,用五香粉、盐和料酒腌 20 分钟。沙姜去皮剁碎,葱切成葱花。热油锅,把鸡爆炒至变色。把鸡推到锅边,爆香沙姜和葱花。把鸡和沙姜炒匀。放糖炒匀,盖上锅盖焖煮至鸡肉熟透,最后撒上剩余的葱花炒匀装盘即可。除此以外,山奈还有一些别的做法,如:①取山奈 15 克、山苍子根 6 克、南五味子根 9 克、乌药 4.5克、陈茶叶 3 克。研末,每次 15 克,开水泡或煎数沸后取汁。②取山奈、丁香、当归、甘草等分。研末,醋糊为丸,如梧桐子大。每服三十丸,酒下。

益 智 仁

茶茗媛 益智仁的吃法有哪些呢?

蔬东坡 益智仁常见吃法如益智补血粥:益智仁、当归、熟地黄各 15克,何首乌 20 克,合欢花 10 克,粳米 100 克,细食盐、味精各适量。将上述 5 味中药用水煎 2 次,取药汁备用。粳米淘洗干净,放入砂锅中,加药汁及水适量。文火煮粥,粥熟时,加入细食盐、味精搅匀。除此以外,还有一些它的常用配伍,如益智仁配白术、益智仁配党参。

阿　胶

鱼美鲜 请问日常如何食用阿胶呢?

蔬东坡 阿胶的主要吃法是阿胶红枣:取阿胶、红枣(干)、黄酒、红糖适量。将阿胶捣碎,用黄酒浸泡 3 天。在泡好的阿胶中加适量的红糖,搅拌均匀,放进微波炉中大火加热 10 分钟。将红枣用水浸泡几小时,沥干,放进微波炉中高火加热两分钟。趁热将阿胶倒入红枣里,混合均匀,放凉后即可食用。同时阿胶还有一些常见的配伍，比如阿胶配白芍、阿胶配艾叶。

黑芝麻

茶茗媛 如何选购优质的黑芝麻？请推荐一下黑芝麻的吃法。

蔬东坡 优质黑芝麻可直接从外观上加以辨别，优质的芝麻粒饱满整齐，种皮薄，无灰尘、沙粒等杂质和虫蛀现象，无霉变和异味。还可以品尝味道：优质的黑芝麻吃起来有甜味，散发清香味，无异味；劣质的黑芝麻吃起来有苦味，并散发类似机油的味道。在日常生活中可将黑芝麻做成首乌芝麻茶：取制何首乌 15 克、黑芝麻粉 10 克。将何首乌洗净后入锅，加入适量清水，用大火煮开后转小火煮 20 分钟，滤渣后加入黑芝麻调匀即可饮用。

桑 葚

茶茗媛 桑葚日常的食用方法有哪些呢？

蔬东坡 成熟的桑葚外观油润，酸甜适口，以个大、肉厚、色紫红、糖分足者为佳。桑葚鲜食以紫黑色为补益上品。主要有以下几种食用方法：①直接吃。桑葚可以清洗干净后直接食用。②桑葚酒。取 200 克新鲜桑葚，清洗干净，捣烂成汁，倒入玻璃容器中，再加入 150 毫升的高度高粱酒搅拌均匀，密封好，储存大概一个月后即可品尝。当然桑葚还有一些常见的配伍，如桑葚配天花粉、桑葚配西洋参。

西 红 花

油不腻 请问西红花日常如何食用呢？

蔬东坡 西红花日常有以下几种食用方法：①直接泡水喝。每次用西红花 5～10 根，续水 3 次左右后连花丝一同吃下，可以加入适量蜂蜜增加口感。②西红花煮粥和煲汤。煮粥或煲汤时放入约 10 根西红花，西红花之色会渗入粥或者汤中，增色又增味。

草　果

果香秀　请问能不能推荐几款草果的食膳呢？

蔬东坡　草果主要的食膳做法为草果羊肉汤：取草果 4 个、羊肉 200 克、薏苡仁 200 克、盐 5 克。将薏苡仁用开水淘洗干净放入锅中，加入适量清水，先用武火烧沸，再用文火煮熟。将羊肉和草果洗净，一同放入锅内，加适量水用武火熬煮大约 20 分钟。将羊肉、草果捞起，将汤与薏苡仁合并，再另用清水文火炖熬捞起的羊肉至熟透，切成小块，与草果一起放入薏苡仁汤内，加盐少许，调匀，即可食用。分享一下草果的常见配伍：草果配知母、草果配山楂。

姜　黄

茶茗媛　如何选购姜黄粉呢？

蔬东坡　选购姜黄粉时，可取少量放进嘴巴里品尝。姜黄素带有微微的苦辣味，浓度越高，苦辣味越明显。因姜黄素分散性很好，可将姜黄粉放入水中搅拌后，姜黄素含量高的产品会呈现均匀分散的情况；若出现成团结块的现象，代表油脂含量高，而姜黄素的含量相对较低。还可把姜黄粉放入酒中搅拌，如果姜黄粉能较好地溶解于酒精中，表示姜黄素含量高。

荜　茇

茶茗媛　能不能推荐一种荜茇的食用方法呢？

蔬东坡　日常可烹饪荜茇羊肉汤：取羊肉 500 克、荜茇 10 克、调味品适量。将羊肉洗净、切块后放入锅中，加清水适量，大火煮沸后放入荜茇，改文火，肉炖好后加食盐等调味即可。

木　瓜

鱼美鲜　请问能不能介绍一下木瓜呢？

蔬东坡 木瓜是岭南四大名果之一。木瓜中含有大量的水分、糖类、蛋白质、脂肪、多种维生素及多种人体必需的氨基酸。可有效补充人体的养分，增强机体的抗病能力。此外，木瓜中还含有木瓜蛋白酶、木瓜碱。

甘　　草

果香秀 请问能不能推荐几种甘草的食用方法呢？

蔬东坡 分享几种甘草的食用方法：①甘草薄荷冰糖饮。将薄荷、甘草、冰糖等备好，注意甘草和薄荷叶要洗干净，在锅中加入清水烧开，再将洗净的甘草和薄荷放进去，待熬煮 3 分钟之后，便可以放入冰糖再煮 2 分钟，关火，将汤汁过滤出来，待凉透之后放入冰箱冷藏即可。②甘草杨梅干。准备糖、杨梅和甘草等材料，事先将甘草打碎，将杨梅、白糖、打碎的甘草一起放入锅中，小火熬至水分蒸发。将熬好的杨梅直接摊开在平盘上晒开，然后放入微波炉加热 4 分钟，再去除一些水分即可食用。

八　　角

茶茗媛 八角为什么能作为香料使用呢？

蔬东坡 八角含有挥发油，其主要成分为茴香醚、茴香醛和茴香酮，在烹饪过程中可除腥膻等异味，增添芳香气味，并可调剂口味，增进食欲，故八角能作为香料使用，用于增香、矫味、腌制、调制卤汤、制作卤菜，是五香粉的主要原料。

黄　　芪

鱼美鲜 黄芪泡水一次放多少呢？

蔬东坡 黄芪切片泡水喝可缓解持续工作带来的疲劳症状，加上枸杞、党参与茯苓等药材一起冲泡效果更佳。一般取黄芪 8～10 片，开水冲泡10～20 分钟，可反复冲泡 2～3 次。

茶茗媛 黄芪可以做茶饮吗？

蔬东坡 黄芩是唇形科黄芩属多年生草本植物。一般生长期有 2～3 年的黄芩可进行采收，起收时期以 9 月中下旬为佳，此时有效成分含量高。黄芩当然可以做茶饮。将黄芩用适量水煎沸，冲泡绿茶 5～10 分钟即可。代茶少量频饮，冲饮至味淡。

紫　苏

米小颜 桂荏是什么呢？

蔬东坡 桂荏就是紫苏。紫苏叶为发汗、镇咳、芳香性健胃利尿剂。紫苏叶又供食用，和肉类煮熟可增加后者的香味。种子榨出的油，名为苏子油，供食用，此种油还有防腐作用，供工业用。

茶茗媛 能推荐一款紫苏的日常简单食膳吗？

蔬东坡 日常最简单的紫苏食膳就是紫苏粥：取粳米 100 克、紫苏叶 15 克，以粳米煮稀粥，粥成即加入紫苏叶稍煮，加入红糖搅匀即可。

覆　盆　子

油不腻 如何科学地选择覆盆子呢？

蔬东坡 主要是"四看"：一看外形。一般外观上体型饱满、颜色均匀，是日照时间充足的特征，这样的覆盆子会更甜一些；同时挑选菱形的覆盆子为宜。二看颜色。挑选覆盆子的时候，建议挑选颜色深红、有光泽的为佳，这种类型的果实酸甜可口。覆盆子的颜色越深，说明覆盆子完全熟透，适合食用。三看硬度。建议选择较硬的为佳，果实较软的，不易存放，容易腐败变质。四看大小。挑选大小适中、果实形状正常的为宜，异常大果实不建议挑选。

五　味　子

果香秀 请问五味子的日常吃法有哪些呢？

蔬东坡　五味子适合各种人群食用。①五味子 100 克水煎代茶，频频饮用，每日 1 剂。可连服 30～60 天。②将 500 克五味子和 500 克龙眼肉加水煎煮两次，每次 1 小时，将两次的煎液合并，去渣，加 500 克蜂蜜，用慢火熬成膏状，每次 1 汤匙，每日 2～3 次。③将大米、五味子一起用文火熬制，做成五味子粥。④将 3～5 克五味子文火炒至微焦，与适量绿茶和蜂蜜用沸水冲泡 5 分钟，制成五味子茶。

薤　　白

油不腻　如何科学选择薤白呢？

蔬东坡　薤白民间俗称野蒜，分为以下三个档次：

良质——此类薤白叶色青绿，无枯尖和干枯霉烂的叶鞘，不湿水，植株均匀，完整而不折断，干净无泥，不夹杂异物，无斑点叶及枯霉叶。

次质——此类薤白粗细不均匀，有折断或损伤，有枯尖，不干净，夹杂泥土。

劣质——此类薤白叶子萎蔫，叶鞘干枯，有枯黄叶、斑点叶及霉烂叶。

荷　　叶

茶茗媛　荷叶的食用方法都有哪些呢？

蔬东坡　①荷叶茶：取大的新鲜荷叶两张，洗净切片，加入 1 000 毫升热开水浸泡 10 分钟，弃叶喝茶，随渴随饮。②荷叶山楂粥：鲜荷叶两张，山楂、米仁各 50 克，白糖或冰糖适量。山楂去核切片，荷叶切丝，与米仁加水共煮粥，粥将熟时加入适量的白糖或冰糖，调匀即成。每日 2 次，可作早、晚餐。③荷叶紫菜汤：鲜荷叶 1 张，紫菜 20 克，猪油少量，食盐、味精各适量。将鲜荷叶切片放入一碗水煮开后，去渣取汁，将紫菜放入荷叶汁中用文火稍煮 1～2 分钟，再加少量猪油和适量的食盐、味精，调匀后即可食用，最好餐前喝。

 油不腻　挑选荷叶的小妙招有哪些呢？

蔬东坡 ①根据形状挑选。优质的荷叶呈圆形，而在市场上购买的荷叶大多都是折叠起来的，所以看起来就像是扇形或者是半圆形。②根据颜色挑选。在挑选荷叶时，应该选择颜色为深绿色或者黄绿色的荷叶，这样的荷叶比较新鲜，保留了荷叶在池塘生长时的状态。③观察荷叶的脉络。荷叶的正面是非常光滑的，而其背面却较为粗糙，粗糙的原因就是因为荷叶的脉络，优质的荷叶都有 20 条脉络以上，其形状由中间向四周散发。④用手撕扯荷叶。新鲜的荷叶非常脆弱，用手指轻轻撕扯就能将荷叶撕开，如果是不新鲜的荷叶，就会有一定的弹性。⑤观察荷叶的边缘。优质的荷叶边缘和叶片整体的颜色一致，而劣质的荷叶大多都有黄边，且边缘处呈现枯萎的状态。⑥闻荷叶的味道。把荷叶拿到鼻子前面闻，新鲜的荷叶有一股清香味，如果荷叶闻起来有农药味，那就说明荷叶上有农药残留。⑦看干净程度。观察荷叶表面有无杂质和脏东西，有杂质的荷叶不能买，而表面有脏污的荷叶大多都生长在水质不良的荷塘中，不建议选购。

鸡 内 金

果香秀 鸡内金是指什么呢？

蔬东坡 鸡内金是指家鸡的砂囊内壁，是消化器官，用于研磨食物，该品为传统中药材之一。

槐 花

鱼美鲜 槐花的小常识有哪些呢？

蔬东坡 槐树常植于屋边、路边，中国各地普遍栽培，主要在北方，以黄土高原和华北平原为多，一般在每年 4—5 月开花，花期一般为 10～15 天。槐花具有良好的观赏价值，每到花期来临时，一串串洁白的槐花缀满树枝，空气中弥漫着淡淡的素雅清香味，沁人心脾。

油不腻 请问槐花的吃法有哪些呢？

蔬东坡 ①冰糖槐花。取鲜槐花 50 克，山药 100 克，冰糖、橙汁、蜂蜜各适量。将鲜槐花洗净，山药洗净去皮，切条焯水。冰糖中加入橙汁和蜂蜜，加热使冰糖溶化后浇在槐花、山药中，拌匀即可。②槐花山珍汤。槐花20克，各种食用菌类。做法：鲜槐花、食用菌洗净，将食用菌切片后放到砂锅里，加入清汤熬制30分钟，出锅前放入槐花即可。③粉蒸槐花。槐花350克，小米面、精盐、味精适量，鸡蛋2个。做法：将槐花洗净，加入小米面、鸡蛋、精盐、味精拌匀，做成团状，然后将花团放到笼屉中蒸3～5分钟，出笼即可。④鲜虾煎槐花。槐花30克，面粉适量，鸡蛋2个，鲜虾仁200克，精盐、葱、姜等调料适量。将槐花洗净，与面粉、鸡蛋、鲜虾仁一起拌匀，并加入精盐、葱、姜等调料，放入油锅中煎制3分钟即可。⑤槐花小豆腐。槐花15克，海鲜适量，蛋清1个，嫩豆腐150克，葱、姜、精盐、味精少许。将海鲜、嫩豆腐洗净后切成颗粒状或条状，加入槐花、蛋清及各种调料拌匀，放入锅中炒制2～3分钟即可。此外，槐花还用于制作槐花荆芥饮、槐菊茶、大黄槐花蜜饮、马齿苋槐花粥、地榆槐花蜜饮、两地槐花粥和槐花清蒸鱼。在农村，槐花可制成槐花饭，做成槐花包子、槐花饺子、槐花煎饼、槐花炒鸡蛋、槐花粥。

雄 黄 酒

油不腻 雄黄酒为什么不可以喝呢？

蔬东坡 雄黄酒就是白酒或者黄酒中加入雄黄。雄黄是一种含有硫化砷的矿石，而硫化砷有毒，一般外用或内服后均会出现中毒情况，而且砷是砒霜的组成成分，所以雄黄酒不能喝。雄黄作为一种中药材，更多用于杀虫。

橘 皮

茶茗媛 新鲜橘皮可以生吃吗？

蔬东坡 不能。鲜橘皮经过晾干炮制后才是陈皮，橘皮陈得越久越好，一般应放至隔年后再用。陈皮作为常用中药，可用其泡茶饮。用鲜橘子皮泡水效果则不同，由于鲜橘子皮中含挥发油较多，容易刺激消化道，进而导致消化功能紊乱，故建议不要生吃。

白　　果

米小颜　什么是白果呢？

蔬东坡　银杏果俗称白果。银杏没有果实器官，树上结的其实是它的种子。人们称之为白果或银杏果，有人误认为白果是银杏树的果实，这是不对的。

昆　　虫

果香秀　昆虫类食品有哪些呢？

蔬东坡　全世界约 370 种昆虫进入了人类的食谱，但蚕蛹是卫健委批准的。作为普通食品管理的食品新资源名单中唯一的昆虫类食品，蚕蛹中含有丰富的不饱和脂肪酸。

鱼美鲜　蚕蛹的营养价值有哪些？

蔬东坡　蚕蛹含有大量的全价蛋白，而这些蛋白质堪称营养之首。100 千克鲜蛹蛋白质含量相当于 85 千克瘦猪肉、96 千克鸡蛋或 109 千克鲫鱼。蚕蛹含有 17 种氨基酸，其中必需氨基酸 7 种（色氨酸未测出），占总量的 14.59%，比猪肉、羊肉、鸡蛋、牛奶中所含的必需氨基酸高几倍，且必需氨基酸均衡性好，易于被消化吸收，在人体吸收后利用率较高。蚕蛹中的牛磺酸含量较丰富，支链氨基酸（亮氨酸、异亮氨酸、缬氨酸）总含量占氨基酸总量的 25.52%，同时研究发现蚕蛹含有很多多肽。蚕蛹中脂肪含量为（20.8±1.1）克/100 克，不饱和脂肪酸占脂肪酸总量的 70.9%，说明蚕蛹是一种高蛋白、高不饱和脂肪酸的健康食物。在蚕蛹的不饱和脂肪酸中，α-亚麻酸含量最为丰富。蚕蛹中含有丰富的常量和微量元素，如钾、钠、钙、镁、铜、锌、铁、锰、硒、铬和磷等。蚕蛹中锰、硒含量均明显高于常见动物肉质食品。

油不腻　如何炸蚕蛹呢？

蔬东坡　蚕蛹、植物油、葱、姜、蒜、盐等各适量。先将蚕蛹洗干净，

133

控干水分后备用。炒锅放入植物油，烧热，炸蚕蛹，倒出多余的油，稍留底油，加热后炒葱、姜、蒜、盐等调料即成。佐餐食用。

🧑 **油不腻** 如何制作蚕蛹酒呢？

🧑 **蔬东坡** 蚕蛹 100 克，米酒 500 毫升。蚕蛹洗净控干水分，泡入米酒罐内，共浸 1 个月后即可饮用。每日 1 次，每次 2 匙。

》》 中药材科普专区 《《

🧑 **茶茗媛** 中药材、中药饮片、中成药有什么不同呢？

🧑 **蔬东坡** 中药，指在中医药理论指导下，用于预防、治疗、诊断疾病并具有康复作用的物质，由于主要源于天然的植物、动物、矿物及其加工品，且以植物药居多，因此中药自古又称"本草"。草药一般指民间习用、加工炮制尚欠规范且非主流中医药典籍记载的药物。

中药主要包括中药材、中药饮片、中成药。

中药材：指在中医药理论指导下，所采集的植物、动物、矿物经初加工形成的原料药材。药品范围内的中药材仅指经过净制处理后的药材，未经依法净制处理的原药材不能列为药品概念下的中药材，只能是农副产品，不能直接入药。

中药饮片：指中药材经炮制后可直接用于中医临床或制剂生产使用的药品。

中成药：指在中医药理论指导下，以中药饮片为原料，经过实验室与临床研究并获得国家批准，按规定的处方、方法及要求，加工制成一定的剂型，标明药物成分、性状、功能主治、规格、用法用量、注意、不良反应、贮藏等内容，符合国家法规的药物。

🧑 **油不腻** 选购中药饮片有哪些注意事项呢？

🧑 **蔬东坡** 现在很多人会利用民间流传的调理方子，自行到药店购买中药饮片回家泡水、煲汤食用。由于中药材生长的特殊性和鉴别的专业性，选购中药饮片要注意以下几点：一要认准经营单位。选择有规模、有品牌、信誉好的药店购买中药饮片。因为此类药店有质管方审核供货商资质，专业药师验收，能严格遵照国家药品经营规范要求进行销售，产品质量有保障。二要看清包装性状。购买中药饮片时，挑选包装注明通过药品生产质量管理规范（GMP）认证企业生产的饮片，性状上要求外形规整、杂质少、无发霉、虫蛀、变质现象，外观自然无异味。三要遵循处方医嘱。现在人们养生观念增强，平时看到一些养生小妙方就自己试着服用，不依据个人体质选择适合自己的中药饮片。中药饮片特别是内服饮片，应当因人而异，遵循医嘱，对症服用。四要选择道地药材。中药材源于自然，道地产区和大宗产区适宜水土气候等自然条件与药材的生产、气味的形成、疗效的高低有着密切关系。因此，"道地性"是选择中药饮片的重要标准。

果香秀 中药材日常如何存放呢？

蔬东坡 中药材一般存放于阴凉干燥处，可放置于低温库或冰箱冷藏室。中药材易受自然环境影响出现霉变、虫蛀等现象，可在晴天（四季均可）将中药材摊开，盖报纸置于日光下（最好是中午时间）晒 2～3 小时，随后摊凉，分成若干份后密封，置于阴凉、干燥、通风处存放，或用食用塑料袋装好，置于冰箱冷藏。要注意的是果实类、胶类、树脂类药材不宜采用此方法。

鱼美鲜 中药材越陈药效越好吗？

蔬东坡 一些补益的中药材，很多人买回来或别人送来后都舍不得吃，囤积在冰箱里，一囤就是几年，等到有不适时才拿出来吃。很多人潜意识里都会认为中药材可以长期存放，而且认为中药材越陈药效越好。其实，一般药材只可放置半年至一年。人参存放一年以上，有效成分会丢失近 30%；大黄放五年以上，其中有药用价值的成分会全部失效。另外，如石斛、麦冬等药材，最好要用鲜草入药。

油不腻 哪些中药材有大毒呢？

蔬东坡 《中华人民共和国药典》（2020 年版）将中药的毒性按程度分为"有大毒""有毒""有小毒"三类，作为临床用药的警示参考。

"有大毒"的中药 10 种：川乌、草乌、马钱子、马钱子粉、闹羊花、斑螯、红粉、天仙子、巴豆、巴豆霜。使用时需谨遵医嘱，切勿自行服用。

"有毒"的中药42种：三颗针、干漆、土荆皮、山豆根、千金子、千金子霜、制川乌、天南星、制天南星、木鳖子、甘遂、仙茅、白附子、白果、白屈菜、半夏、朱砂、华山参、全蝎、芫花、苍耳子、两头尖、附子、苦楝皮、金钱白花蛇、京大戟、制草乌、牵牛子、轻粉、香加皮、洋金花、臭灵丹草、狼毒、常山、商陆、硫黄、雄黄、蓖麻子、蜈蚣、罂粟壳、蕲蛇、蟾酥。

"有小毒"中药31种：丁公藤、九里香、土鳖虫、大皂角、川楝子、小叶莲、飞扬草、水蛭、艾叶、北豆根、地枫皮、红大戟、两面针、吴茱萸、苦木、苦杏仁、金铁锁、草乌叶、南鹤虱、鸦胆子、重楼、急性子、蛇床子、猪牙皂、绵马贯众、绵马贯众炭、紫萁贯众、蒺藜、榼藤子、鹤虱、翼首草。

果香秀 中药怎么熬呢？

蔬东坡 中药煎煮有很多讲究，比如哪些药要先煎，哪些药要后下都有一定要求。中药煎煮前一般无须清洗，如果草药中有泥沙，可以用水迅速漂洗一下，忌浸洗，以免一些水溶性成分丢失。煎煮前用凉水浸泡药材约半小时，可以使水溶性成分析出在汤水中，同时也能增加汤药的浓度。煎煮时采用瓦罐、砂锅煎煮两遍滤取最好，忌用铝锅、铁锅和铜锅，以防止金属器皿与药物发生反应。要以水浸过药材表面2～3厘米为佳，或者用手轻轻摁住药材，水面刚好漫过手背。煎煮时先用武火，煮沸后改为文火，一般中药头煎控时20～25分钟，二煎15～20分钟。后下的药物包括气味芬芳、含挥发油多的药物（如薄荷、藿香、豆蔻、砂仁）以及一些不宜久煎的药物（如钩藤、杏仁等），应在汤剂煎好前5～10分钟入锅。矿石类中药，如贝壳类、角甲类药物，因质地坚硬，必须先煎以助煎出其有效成分。比如生石膏、石决明、龟板、鳖甲等可先打碎煎30分钟，再加入其他药材一同煎煮；而一些有毒的药物，如乌头、附子、商陆等，必须先煎1～2小时，才能达到减毒或去毒之效。此外，某些植物药，如天竺黄、火麻仁、石斛等，也须先煎10～30分钟才能发挥效用。

鱼美鲜 怎么理解"是药三分毒"呢？

蔬东坡 在治病用药过程中，我们常常听到"是药三分毒"这句话，这个"毒"指什么呢？毒性是指药物对机体所产生的严重不良影响及损害性，即反映药物安全性的一种性能。中药是有"偏性"（毒性）的，而治疗疾病正是利用中药的这种"偏性"来弥补病人体质上的缺陷。中药治病原理是根据中药的"四气（寒热温凉）""五味（酸苦甘辛咸）""归经""升降浮沉"等特性来治疗疾病，所以用药时需因人而异，根据身体具体情况选择具体药物，例如"寒者热之""热者寒之""虚则补之""实则泻之"。前两年有句很火的话"抛开剂量谈毒性都是要流氓"也适用于中药。中药的剂量并非一成不变，要依据药物因素、病人情况及季节环境来确定。虽然对于一般的中药而言，其剂量对疾病的影响并未达到"差之毫厘谬以千里"的地步，但在临床上也非常关键。有些药物剂量大小差异会导致其功效完全不同。

油不腻 中药配方颗粒怎么服用呢？

蔬东坡 中药配方颗粒是以符合炮制规范的传统中药饮片作为原料，经现代制药技术提取、浓缩、分离、干燥、制粒、包装精制而成的颗粒剂。其性味、归经、主治及疗效与传统中药饮片一致，既保持了传统饮片的特点，又具有"净（干净卫生）、便（使用便利）、小（服用量小）、惠（价格实惠）、精（用药精准）、稳（质量稳定）"的现代优势。一般来说，中药颗粒的服药时间和中药饮片一样，应根据病情和药性而定，服用时按照中医临床处方配方，用80～100℃水冲服，无须煎煮。

鱼美鲜 中药太苦怎么办呢？

蔬东坡 俗话说良药苦口利于病，但中药太苦也会影响病人服用，有些人不耐受可能会出现恶心、呕吐的症状。因此，为了让中药更容易入口，服用时可控制温度15～37℃；在中药里加入一些冰糖水、蜂蜜或者大枣水来矫正中药的味道，但对黄连、胆草之类，尽量少用或不用这类矫味品。如果恶心、呕吐症状明显，可以在服药前含一片生姜，可以在一定程度上缓解症状。也可以尽量在饭后服用中药，以减少药物对胃肠道的刺激。

果香秀 中药可以长期服用吗？

蔬东坡 中药能否长期服用，需要根据患者治疗的疾病和使用的药物判断。对于一些常见性疾病，可以长期服用，但若治疗比较凶险的疾病，有时可能需要使用一些药性过大的药物，则不能长期服用。患者在使用中药时，需要严格遵照医嘱；中药一般药效较慢，需要按照疗程服用，才能够有控制病情。通常不建议长期服用中药、中药粥、中药汤。

蔬东坡 至此，咱们"愿你吃好"游学团完成了中药材科普基地的学习，晚上回去后再消化一下，变成自己的知识哦。为了大家能够掌握并运用今天学的知识，我把部分重点内容设计成了"极简操作卡""极简辨别卡""极简表格"。

极简操作卡

1. 黄精分三等，选购有学问

收载入《中华人民共和国药典》的黄精品种有三种：滇黄精、黄精、多花黄精。根据市场流通情况，在符合基本要求的前提下，根据

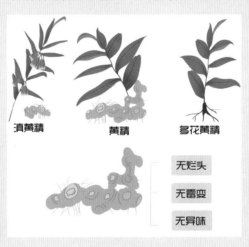

外观性状和大小的不同，将黄精分为一级、二级和三等。各等级应符合《黄精产地初加工产品质量分级》的规定。优选一等品。目测干燥黄精块茎的色泽、腐烂、霉变、病虫害斑点。要求无烂头、无霉变、无异味。

2. 食用黄精，记住三点

一是常见的三种黄精炮制产品有生黄精、酒黄精、蒸黄精；二是黄精需要"九蒸九制"，"九"代表多次的意思，不一定指9次，蒸煮2～4次比较合适；三是不要生食黄精，生黄精有麻舌感，且刺激咽喉。采挖黄精后将其洗净，置沸水中略烫或蒸至透心，干燥，切厚片用。黄精经蒸制后可以去除麻舌感，避免刺激咽喉。

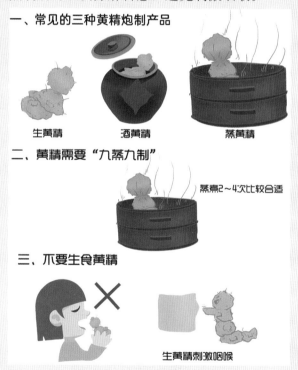

一、常见的三种黄精炮制产品

生黄精　　　酒黄精　　　蒸黄精

二、黄精需要"九蒸九制"

蒸煮2～4次比较合适

三、不要生食黄精

生黄精刺激咽喉

3. 选购百合干，看颜色、闻气味

一看颜色，应尽量不购买纯白色或者浅黄色的百合干，而应选择黄褐色或深褐色的百合干；二闻气味，若没有硫黄酸涩的刺鼻气味，则其被硫黄熏制的可能性较小。

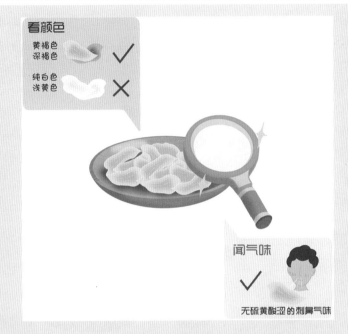

4. 百合食用方法多，干品鲜品都可食

　　百合味道清新，食用方法多样。鲜品可生食、榨汁、炒食、炖汤，如制成百合鲜露、百合肉片、百合老鸭汤等；干品可煲汤、熬粥，如制成百合莲子羹，或将干品磨碎成细粉，用少量冷水调汁，开

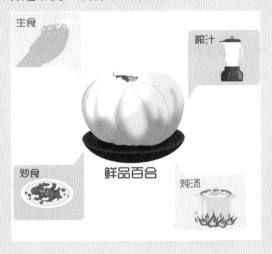

水冲糊食用。此外，百合还可制成面条，作为主食或火锅食材食用。

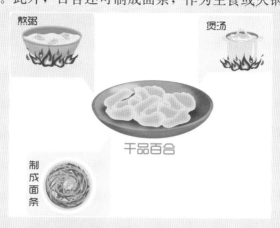

熬粥

煲汤

干品百合

制成面条

5. 食用芡实，早上最佳

芡实在早上当作早餐食用最佳，将芡实与白扁豆或茯苓或薏米同煮成粥当作早餐食用（肠胃吸收能力在早上是最佳的，可最大程度利

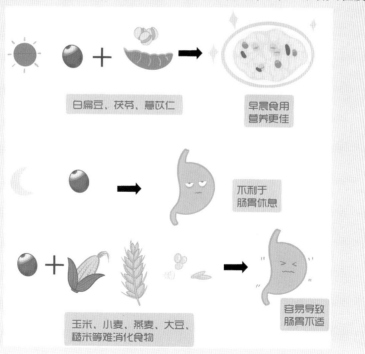

白扁豆、茯苓、薏苡仁

早晨食用
营养更佳

不利于
肠胃休息

玉米、小麦、燕麦、大豆、
糙米等难消化食物

容易导致
肠胃不适

用、吸收芡实的营养成分。芡实不易消化，若在晚上食用，不利于睡前肠胃休息）；每天食用9～15克为宜（芡实是一味可以食用的中药，但食用过多容易导致大便不畅、消化不利、身体不适）；不要与难以消化的其他食物大量同食，如玉米、小麦、燕麦、大豆、糙米等（很容易导致肠胃不适），最好是食用芡实4小时后再吃其他同类食物；有便秘及消化不良之人不适宜吃芡实（以免加重病情）。

6. 食用枸杞，三种吃法

一是泡水喝。大多数人都是拿枸杞泡水，但因为枸杞中的维生素、胡萝卜素等很难完全被吸收，简单浸泡一下药效很难发挥出来。如果愿意采取泡水喝的方法，一定要用90℃以下的水慢慢浸泡，因为枸杞中含有的大量热敏性物质会在90℃以上的热水中遭到破坏，枸杞营养成分会大打折扣。

二是嚼食。直接用嘴嚼，对枸杞中营养成分的吸收会更加充分。

三是制成药膳。可制成枸杞大枣粳米粥、枸杞山药鲈鱼汤。

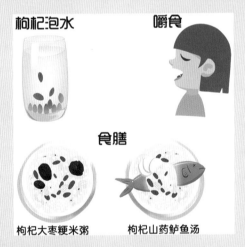

枸杞泡水　嚼食

食膳

枸杞大枣粳米粥　枸杞山药鲈鱼汤

7. 食用黄芪，四季均可

食用黄芪不受季节约束，四季均可食用。一般取黄芪8～10片，开水冲泡10～20分钟，可反复冲泡2～3次。

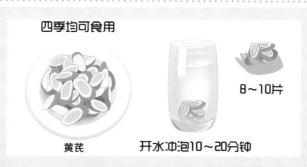

四季均可食用

8~10片

黄芪　　　　开水冲泡10~20分钟

8. 选择藿香，记住产地差异大

石牌广藿香枝条较瘦小，表面较皱缩，灰黄色或灰褐色，节间长3~7厘米，叶痕较大而凸出，中部以下被栓皮，纵皱较深，断面渐呈类圆形，髓部较小，叶片较小而厚，暗绿褐色或灰棕色。海南广藿香枝条较粗壮，表面较平坦，灰棕色至浅紫棕色，节间长5~13厘米，叶痕较小，不明显凸出，枝条近下部始有栓皮，皱褶较浅，断面

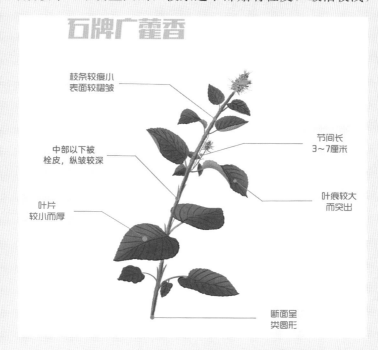

石牌广藿香

枝条较瘦小
表面较褶皱

节间长
3~7厘米

中部以下被
栓皮，纵皱较深

叶痕较大
而突出

叶片
较小而厚

断面呈
类圆形

呈钝方形，叶片较大而薄，浅棕褐色或浅黄棕色，花冠淡紫色或红色。返潮、发霉、变质等不宜选购。

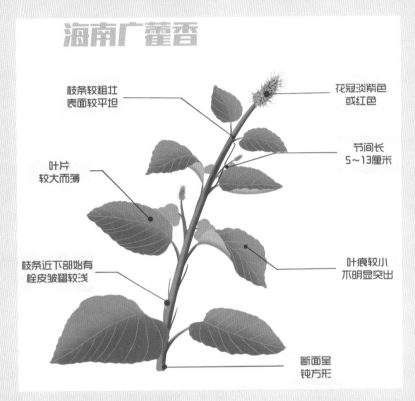

海南广藿香

枝条较粗壮
表面较平坦

花冠淡紫色
或红色

节间长
5～13厘米

叶片
较大而薄

枝条近下部始有
栓皮皱褶较浅

叶痕较小
不明显突出

断面呈
钝方形

9. "四看法"选好覆盆子

一看外形。一般外观上体型饱满、颜色均匀，是日照时间充足的特征，这样的覆盆子会更甜一些；同时挑选菱形覆盆子为宜。

二看颜色。挑选覆盆子的时候，建议挑选颜色呈深红、有光泽的为佳，这种类型的果实酸甜可口。覆盆子的颜色深，说明覆盆子完全熟透，适合食用。

三看硬度。建议选择较硬的为佳，果实较软的不易存放，容易腐败变质。

四看大小。挑选大小适中、果实形状正常的为宜，异常大果不建议挑选。

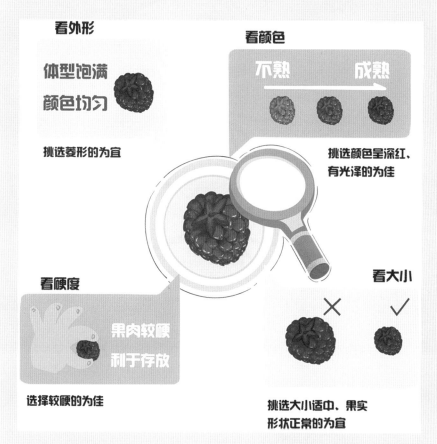

10. 选择薤白，分清三等

薤白民间俗称野蒜，分为三个档次：良质——叶色青绿，无枯尖和干枯霉烂的叶鞘，不湿水，植株均匀，完整而不折断，干净无泥，不夹杂异物，无斑点叶及枯霉叶；次质——粗细不均匀，有折断或损伤，有枯尖，不干净，夹杂泥土；劣质——叶子萎蔫，叶鞘干枯，有枯黄叶、斑点叶及霉烂叶。

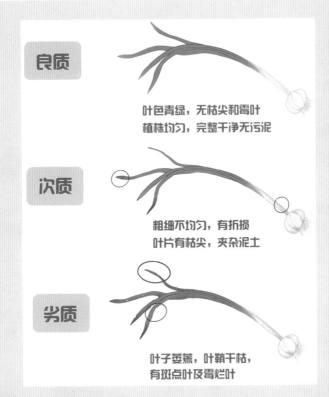

良质

叶色青绿，无枯尖和霉叶
植株均匀，完整干净无污泥

次质

粗细不均匀，有折损
叶片有枯尖，夹杂泥土

劣质

叶子萎蔫，叶鞘干枯，
有斑点叶及霉烂叶

11. 选择薏苡仁，记住观、品

在挑选薏苡仁时，一定要闻一闻。因为现在有不法商贩将放置陈旧的薏苡仁，经过漂白加工后以次充好。陈薏苡仁尽管表面颜色返白，但其味道发生了改变，如甘味大大降低，有些甚至还有霉变的味道。此外，还可以将其敲开，看内部是否为白色，如果发灰并有霉味，请不要购买。

一是观察薏苡仁的光泽。首先观察薏苡仁是否有光泽，有光泽的薏苡仁颗粒饱满，这样的薏苡仁成熟得较好，营养价值也最高。其次看薏苡仁的颜色。好的薏苡仁颜色一般呈白色或黄白色，色泽均匀，带点粉性，非常好看。

二是品薏苡仁的味道。上品薏苡仁味道甘甜或微甜，吃起来口感清淡。

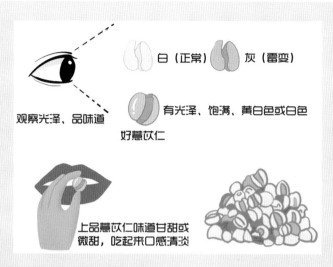

12. 保存薏苡仁，记住**四原则**

半年内，保存薏苡仁需要低温、干燥、密封、避光四个基本原则，其中低温是最关键的因素。如果购买的是袋装密封薏苡仁，可从包装上的日期起算，保存时间不应超过六个月。开袋后要尽快食完，如有少量剩余，应用密封夹夹紧包装袋，放入冰箱内冷藏保存。

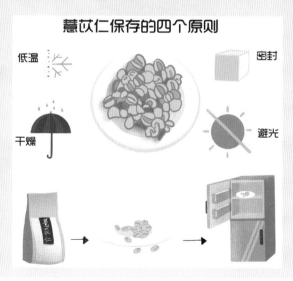

13. 四招对付中药太苦

俗话说"良药苦口利于病"，但中药太苦也会影响病人服用，有些人不耐受可能会出现恶心、呕吐的症状。因此，为了让中药更容易入口，可用以下四招：一是服用时可控制中药温度 15～37℃。二是在中药里加入一些冰糖水、大枣水或者蜂蜜来矫正中药的味道，但对黄连、胆草之类，尽量少用或不用这类矫味品。三是如果恶心、呕吐症状明显，可以在服药前含一片生姜，可在一定程度上缓解症状。四是尽量在饭后服用中药，以减少药物对胃肠道的刺激。

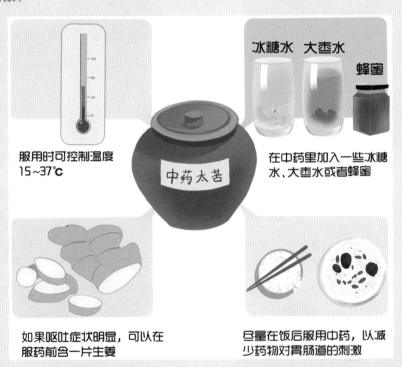

服用时可控制温度 15~37℃

冰糖水　大枣水　蜂蜜

在中药里加入一些冰糖水、大枣水或者蜂蜜

中药太苦

如果呕吐症状明显，可以在服药前含一片生姜

尽量在饭后服用中药，以减少药物对胃肠道的刺激

14. 选购中药饮片，记住四点

现在很多人会利用民间流传的调理方子，自行到药店购买中药饮片回家泡水、煲汤食用。由于中药材生长的特殊性和鉴别的专业性，选购中药饮片要注意以下几点：一是认准经营单位。选择有规模、有

品牌、信誉好的药店购买中药饮片，因为此类药店有质管方审核供货商资质，专业药师验收，能严格遵照国家药品经营规范要求进行销售，产品质量有保障。二是看清包装性状。购买中药饮片时，挑选包装注明通过 GMP 认证企业生产的饮片，性状上要求外形规整、杂质少，无发霉、虫蛀、变质现象，外观自然无异味。三是遵循处方医嘱。现在人们养生观念增强，平时看到一些养生小妙方就自己试着服用，不依据个人体质选择适合自己的中药饮片。中药饮片特别是内服饮片，应当因人而异，遵循医嘱，对症服用。四是选择道地药材。中药材源于自然，道地产区和大宗产区适宜水土气候等自然条件与药材的生产、气味的形成、疗效的高低有着密切关系。因此，"道地性"是选择中药饮片的金标准。

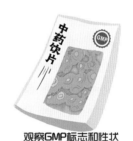

一、认准经营单位
十年老店
信誉良好的药店

二、看清包装性状
中药饮片 GMP
观察GMP标志和性状

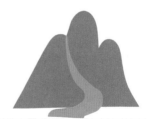

三、遵循处方医嘱
根据个人体质选择,遵循医嘱对症服用

四、选择道地药材
道地产区和大宗产区自然条件适宜

15. 中药材存放讲究多，分类对待是关键
中药材一般存放于阴凉干燥处，可放置于低温库或冰箱冷藏室。

中药材易受自然环境影响出现霉变、虫蛀等现象，可在晴天（四季均可）将中药材摊开，盖上报纸置于日光下（最好是中午时间）晒2～3小时，随后摊凉，分成若干份后密封，置于阴凉、干燥、通风处存放，或用食用塑料袋装好，置于冰箱冷藏。但要注意的是果实类、胶类、树脂类药材不宜采用此方法。一般药材只可放置半年至一年。人参放置一年以上，有效成分会丢失近30%；大黄放置五年以上，其中有药用价值的成分会全部失效。另外，如石斛、麦冬等药材，最好要用鲜草入药。

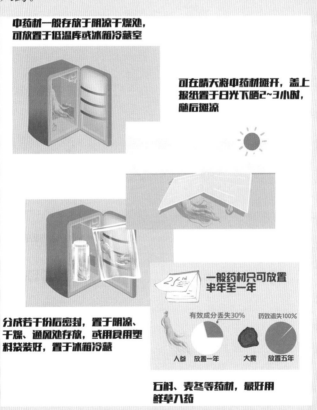

中药材一般存放于阴凉干燥处，可放置于低温库或冰箱冷藏室

可在晴天将中药材摊开，盖上报纸置于日光下晒2~3小时，随后摊凉

分成若干份后密封，置于阴凉、干燥、通风处存放，或用食用塑料袋装好，置于冰箱冷藏

一般药材只可放置半年至一年

有效成分丢失30%　药效流失100%

人参　放置一年　　大黄　放置五年

石斛、麦冬等药材，最好用鲜草入药

16. 保存蜂蜜有方法，记住四点享甜蜜

一是蜂蜜有吸湿性、吸异味特性和发酵性能，如果蜂蜜暴露在相对湿度较高的空气中，就会吸收空气中的水分而发酵。二是蜂蜜与有

气味的物体（如汽油、大蒜、农药、化肥、垃圾、霉变物体等）靠近就会吸入气味到蜂蜜中，因此要密封贮存，避免吸水发酵及串味。三是蜂蜜呈弱酸性，易与金属制品发生化学反应，所以不能使用由活性强的铜、铝、锡、铁等制成的金属器皿装蜂蜜，可用搪瓷、玻璃、陶瓷、食用级塑料等材质的容器盛放。四是蜂蜜要放在密封容器内，在常温、阴凉、干燥、通风、无阳光直射、无异味、干净卫生的环境下贮存。

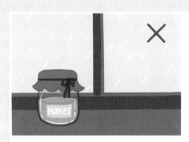

1.暴露在相对湿度较高的空气中，就会因吸收空气中的水分而发酵

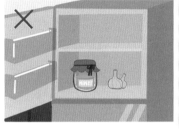

2.蜂蜜与有气味的物体靠近，就会吸入气味到蜂蜜中，要密封贮存，避免串味

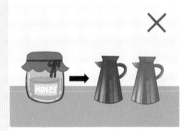

3.蜂蜜呈弱酸性，易与金属制品发生化学反应，所以不能使用由活性强的金属铜、铝、锡、铁等制成的金属器皿装蜂蜜，可用搪瓷、玻璃、陶瓷、食用级塑料等材质的容器盛放

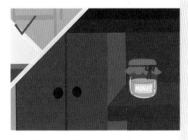

4.蜂蜜要放在密封容器内，在常温、阴凉、干燥、通风、无阳光直射、无异味、干净卫生的环境下贮存

极简辨别卡

17. 红枣生吃、熟吃都不错，因人而异食用

　　红枣生吃、熟吃各有好处，看你适合哪种。生吃红枣，各种营养素保留完整，能最大程度汲取红枣的营养成分，但红枣外皮坚韧，富含粗纤维，消化不良者不适合食用生红枣。熟吃红枣，虽然会破坏红枣的营养成分（如维生素），但将红枣煮熟能更有利于有效物质的渗出。此外，煮熟的红枣，其表皮与果肉更容易被消化吸收，消化不良者、老人和儿童均可放心吃。

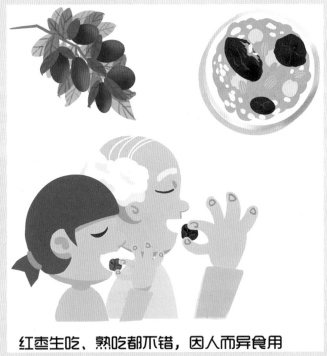

红枣生吃、熟吃都不错，因人而异食用

18. 生芡实和炒芡实不同，食之过多都不对

　　食用生芡实和炒芡实，对身体的作用是不同的。无论是生食芡实还是熟食，一次切忌食之过多，否则难以消化。

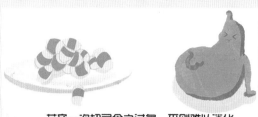

芡实一次切忌食之过多，否则难以消化

19. 新鲜橘子皮不能吃，加工变成陈皮可泡茶

新鲜橘子皮不能生吃。新鲜橘子皮经过晾干炮制后才是陈皮，橘子皮陈得越久越好，一般应放置隔年后再用。陈皮可用来泡茶。用鲜橘子皮泡水效果则不同，由于新鲜橘子皮中含挥发油较多，容易刺激消化道，进而导致消化功能紊乱。

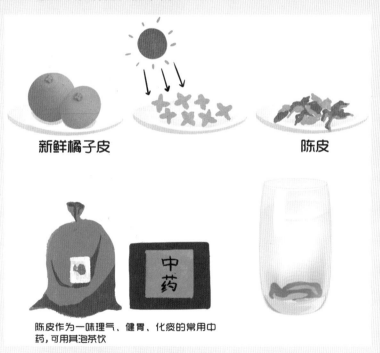

新鲜橘子皮　　　　　　　　　陈皮

陈皮作为一味理气、健胃、化痰的常用中药，可用其泡茶饮

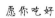

极简表格

是时候吃上时髦的野膳了

鱼腥草	
车前草	
紫苏	
益母草	

（续）

圆叶牵牛	
紫玉兰	
灰毡毛忍冬	
忍冬	
连翘	

麦冬	
蒲公英	
艾	
玉簪	
萝藦	

（续）

马齿苋	
何首乌	
苍术	
藿香	
青葙	

（续）

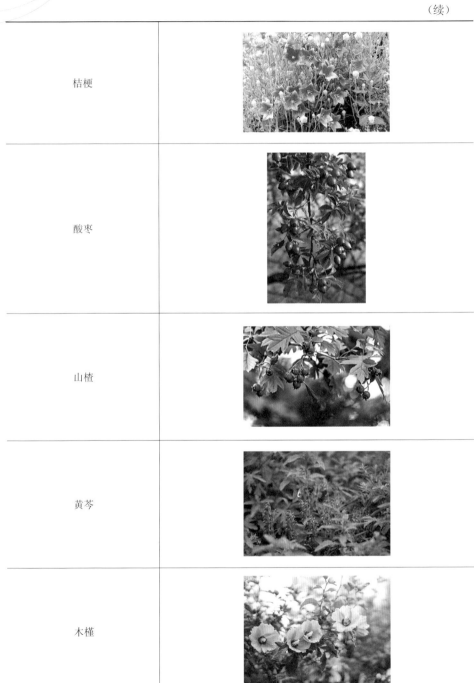

桔梗	
酸枣	
山楂	
黄芩	
木槿	

（续）

苦参	
决明	
银杏	
国槐	
油松	

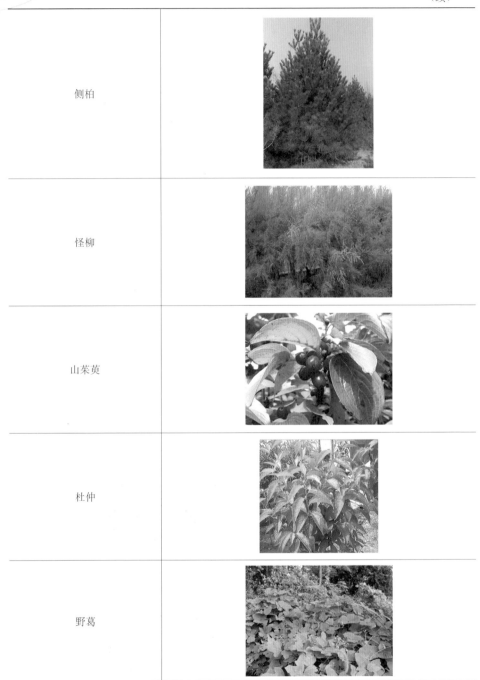

侧柏	
怪柳	
山茱萸	
杜仲	
野葛	

（续）

玉竹	
延胡索	
茜草	
地黄	
红蓼	

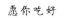

（续）

薄荷	
刺儿菜	
毛叶地瓜儿苗	
醉鱼草	
鸭跖草	

（续）

野苋菜	
芦苇	
莲	
菖蒲	
水烛香蒲	

（续）

莕菜	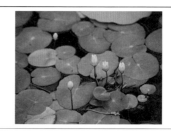
菰	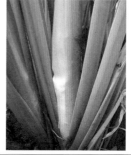
千屈菜	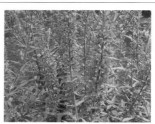

黄精产地初加工产品质量分级

产品	分级	外观性状和大小	
		共同点	区别点
滇黄精	一等	干货。呈肥厚肉质的结节块状，表面淡黄色至黄棕色，具环节，有皱纹及须根痕，结节上侧茎痕呈圆盘状，圆周凹入，中部突出。质硬而韧，不易折断，断面角质，淡黄色至黄棕色，有多数淡黄色筋脉小点。气微，味甜，嚼之有黏性	每千克≤25头，单个重量≥50克，单个长度≥10厘米
	二等		每千克25～80头，单个重量20～50克，单个长度5～10厘米
	三等		结节呈肥厚肉质块状。不分大小
黄精	一等	干货。呈结节状弯柱形，结节略呈圆锥形，头大尾细，形似鸡头，常有分枝；表面黄白色或灰黄色，半透明，有纵皱纹，茎痕圆形	每千克≤75头，单个重量≥15克，单个长度≥5厘米
	二等		每千克75～150头，单个重量5～15克，单个长度0～15厘米
	三等		结节略呈圆锥形，长短不一。不分大小

（续）

产品	分级	外观性状和大小	
		共同点	区别点
多花黄精	一等	干货。呈长条结节块状，分枝粗短，形似生姜，长短不等，常数个块状结节相连。表面灰黄色或黄褐色，粗糙，结节上侧有突出的圆盘状茎痕	每千克≤110头，单个重量≥10克，单个长度≥5厘米
	二等		每千克110～210头，单个重量5～10克，单个长度0～15厘米
	三等		结节呈长条块状，长短不等，常数个块状结节相连。不分大小

常见百合：吃它先认识它

品种	产地	特点
龙牙百合	湖南邵阳	《本草纲目》记载，道地百合以"白者佳"，以"味甘形长者为佳"，湖南邵阳的地理标志产品龙牙百合符合此道地特性
卷丹百合	江苏宜兴和湖南龙山	江苏宜兴和湖南龙山主产卷丹百合，其因形态卷曲、颜白如玉、味微苦、营养价值高而闻名遐迩
兰州百合	甘肃兰州	甘肃兰州的地理标志产品兰州百合色泽洁白如玉、肉质肥厚、味极甜美、纤维很少、毫无苦味，为食用百合的最常见品种

让你分清草药与中药

品名		特点
草药		草药一般指民间习用、加工炮制尚欠规范且非主流中医药典籍记载的药物
中药（中药材）	中药，指在中医药理论指导下，用于预防、治疗、诊断疾病并具有康复作用的物质，因主要源于天然的植物、动物、矿物及其加工品，且以植物药居多，中药自古又称为"本草"	中药材：指在中医药理论指导下，所采集的植物、动物、矿物经初加工形成的原料药材。药品范围内的中药材仅指经过净制处理后的药材，对于未经依法净制处理的原药材不能列为药品概念下的中药材，只能是农副产品，不能直接入药
中药（中药饮片）		中药饮片：指中药材经炮制后可直接用于中医临床或制剂生产使用的药品
中药（中成药）		中成药：指在中医药理论指导下，以中药饮片为原料，经过实验室与临床研究并获得国家批准，按规定的处方、方法及要求，加工制成一定的剂型，标明药物成分、性状、功能主治、规格、用法、用量、注意、不良反应、贮藏等内容，符合国家法规的药物

常见中药材

名称	成分
黄精	黄精主要含有多糖、皂苷、黄酮、苯丙素、生物碱等活性成分
百合	百合含有甾体皂苷、多糖、酚酸甘油酯、生物碱、黄酮、氨基酸、磷脂及其他烷烃等成分，主要为多糖及甾体皂苷
玉竹	玉竹的主要含有玉竹多糖、甾体皂苷、黄酮、挥发油等

（续）

名称	成分
白术	白术多糖、倍半萜、挥发油成分为其药理活性成分
枳壳	含有挥发油、黄酮、香豆素和生物碱四种主要类型的化合物，还含有少量的微量元素和其他化合物
山银花	含有机酸类、黄酮类、三萜皂苷类、环烯醚萜类、挥发油类及微量元素等化学成分，其中三萜皂苷是山银花最主要也是最有特征的成分

（续）

名称	成分
杜仲	含有木脂素类、环烯醚萜类、酚酸类、黄酮类、萜类和甾体类、多糖类等
茯苓	含有茯苓多糖、三萜类化合物、氨基酸等成分
莲子	主要含有淀粉、棉籽糖、蛋白质等成分

（续）

名称	成分
栀子 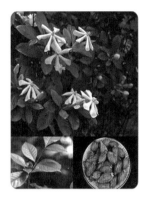	含有黄酮类栀子素、果胶、鞣质、藏红花素、藏红花酸、D-甘露醇、廿九烷、β-谷甾醇。另含有多种具环臭蚁醛结构的苷，如栀子苷等
蜂蜜 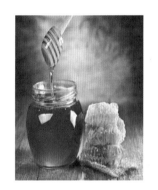	最主要的成分是果糖和葡萄糖，尚含少量蔗糖、麦芽糖、糊精、树胶，以及含氮化合物、有机酸、挥发油、色素、蜡、植物残片（特别是花粉粒）、酵母、酶类、无机盐、微量维生素等
蜂胶 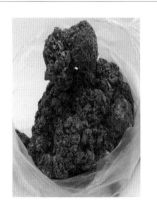	是蜜蜂采集植物的脂类物质，主要成分有黄酮类、萜烯类、有机酸类、芳香性醛类、醇类、酯类及多种氨基酸、酶、维生素、矿物质等。蜂胶不含激素

（续）

名称	成分
蜂花粉	是蜜蜂从被子植物雄蕊花药和裸子植物小孢子叶上的小孢子囊内采集的花粉粒，经过蜜蜂加工而成的花粉团状物。蜂花粉品种根据植物名称而定。蜂花粉中含有 20% 的蛋白质，25%～48% 的碳水化合物，5% 的脂肪，4% 的矿物质，还有多种维生素、生物活性酶、核酸、黄酮、可溶性膳食纤维等丰富的天然营养成分
蜂巢	是蜜蜂繁育后代，贮存蜂蜜、花粉等食物的巢窝，是工蜂分泌蜂蜡修筑而成。巢房随着蜂群不断繁殖后代，留下茧衣、繁育分泌物质和采集物质在巢房内，颜色越来越深，变成老蜂巢。蜂巢含露房油、蜂蜡、树脂、多种糖类、维生素和无机盐等
天麻	天麻中含量较高的主要成分是天麻苷（也称天麻素），其化学组成为对-羟甲基苯-β-D-吡喃葡萄糖苷；另含天麻醚苷、对-羟基苯甲基醇、对羟基苯甲基醛、4-羟苄基甲醚、4-(4′-羟苄氧基) 苄基甲醚、双 (4-羟苄基) 醚等

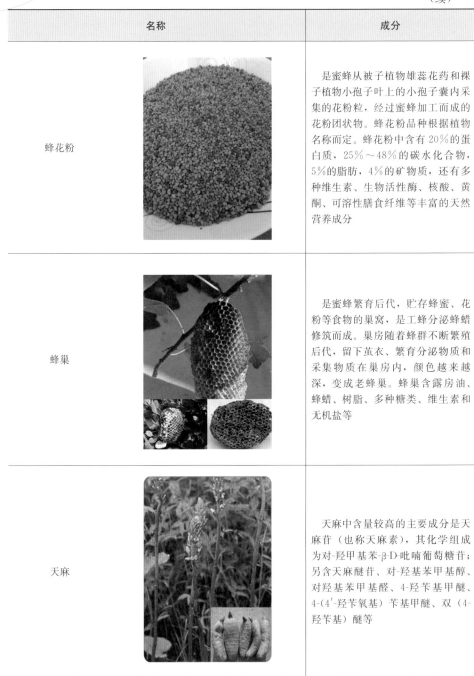

（续）

名称	成分
甘草 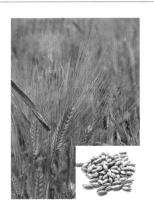	根及根状茎含有甘草甜素（即甘草酸）6%～14%，它是甘草的甜味成分，是一种三萜皂苷。甘草酸水解产生一分子甘草次酸及两分子葡萄糖醛酸，并含少量甘草黄苷、异甘草黄苷、二羟基甘草次酸、甘草西定、甘草醇、5-O-甲基甘草醇、异甘草醇。此外，尚含有甘露醇、葡萄糖（3.8%）、蔗糖（2.4%～6.5%）、苹果酸、桦木酸、天冬酰胺及淀粉等
麦芽	主要含淀粉酶、转化糖酶、蛋白质、维生素、麦芽糖、葡萄糖等
菊花 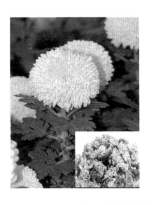	花和茎含挥发油，并含有腺嘌呤、胆碱、水苏碱等。花又含菊苷、氨基酸、黄酮类及微量维生素B_1。挥发油主要含龙脑、樟脑、菊油环酮等。黄酮类有木樨草素-7-葡萄糖苷、大波斯菊苷、刺槐苷。尚含丁二酸二甲基酰肼

（续）

名称	成分
夏枯草 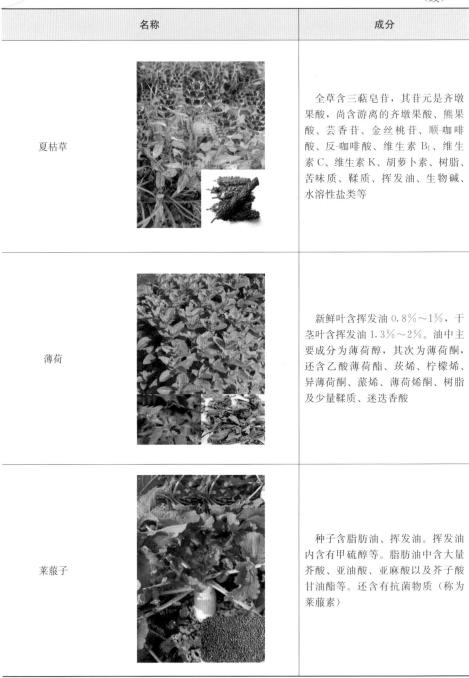	全草含三萜皂苷，其苷元是齐墩果酸，尚含游离的齐墩果酸、熊果酸、芸香苷、金丝桃苷、顺-咖啡酸、反-咖啡酸、维生素 B_1、维生素 C、维生素 K、胡萝卜素、树脂、苦味质、鞣质、挥发油、生物碱、水溶性盐类等
薄荷	新鲜叶含挥发油 $0.8\% \sim 1\%$，干茎叶含挥发油 $1.3\% \sim 2\%$。油中主要成分为薄荷醇，其次为薄荷酮，还含乙酸薄荷酯、莰烯、柠檬烯、异薄荷酮、蒎烯、薄荷烯酮、树脂及少量鞣质、迷迭香酸
莱菔子	种子含脂肪油、挥发油。挥发油内含有甲硫醇等。脂肪油中含大量芥酸、亚油酸、亚麻酸以及芥子酸甘油酯等。还含有抗菌物质（称为莱菔素）

（续）

名称	成分
八角	果实含挥发油（4%～9%）、脂肪油（约22%，主存于种子中）、蛋白质、树胶、树脂等。挥发油中主要成分为茴香醚，其余为d-蒎烯、α-萜品醇及少量黄樟醚、甲基胡椒酚
山药	山药块茎含薯蓣皂苷元、多巴胺、盐酸山药碱、多酚氧化酶、尿囊素。又含糖蛋白，水解得赖氨酸、组氨酸、精氨酸等。还含包括上述氨基酸、胱氨酸、γ-氨基丁酸在内的自由氨基酸，另含多糖，又含氧化钠、氧化钾、氧化铝等。根茎含多巴胺、儿茶酚胺，以及胆甾醇、麦角甾醇、菜油甾醇、豆甾醇、β-谷甾醇
木瓜	木瓜中含有大量水分、糖类、蛋白质、脂肪、木瓜蛋白酶、木瓜碱、多种维生素及多种人体必需的氨基酸

（续）

名称	成分
枸杞	枸杞中含胡萝卜素 3.39 毫克/100 克，硫胺素 0.23 毫克/100 克，核黄素 0.33 毫克/100 克，烟酸 1.7 毫克/100 克，抗坏血酸 3 毫克/100 克
鲜芦根	芦根含薏苡素，以及蛋白质（5%）、脂肪（1%）、糖类（51%）、天门冬酰胺（0.1%）
香薷	香薷全草含有挥发油，挥发油中主要含有棕榈酸、亚油酸、亚麻酸、熊果酸等物质

（续）

名称	成分
藿香	藿香含挥发油约 1.5%，油中主要成分为广藿香醇，其他成分有苯甲醛、丁香油酚、桂皮醛广藿香奠醇、广藿香吡啶、表愈创吡啶，另有多种其他倍半萜，如石竹烯、β-榄香烯、别香橙烯、β-古芸烯、γ-荜澄茄烯等
覆盆子	覆盆子含有机酸、糖类及少量维生素 C，并含有没食子酸、β-谷甾醇、覆盆子酸
槐花	含芸香苷，花蕾中含量多，开放后含量少。从干花蕾中得三萜皂苷 0.4%，水解后得白桦脂醇、槐花二醇和葡萄糖、葡萄糖醛酸

（续）

名称	成分
黑芝麻	含丰富的脂肪油，主要为油酸、亚油酸、棕榈酸、硬脂酸、花生酸等，并含有芝麻素、芝麻酚、胡麻苷、车前糖、芝麻糖等成分
花椒	花椒果实挥发油含量如下：贵州产的含量为 0.7%；甘肃产的 2%～4%；广东产的 4%～9%。挥发油中含牻牛儿醇、柠檬烯、枯醇等。果实还含甾醇、不饱和有机酸等
桑葚	含糖、鞣酸、苹果酸及维生素 B_1、维生素 B_2、维生素 C 和胡萝卜素。桑葚油的脂肪酸主要由亚油酸、硬脂酸和油酸等组成

（续）

名称	成分
罗汉果 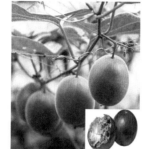	含三萜皂苷类、黄酮类、多糖类、油脂类、氨基酸、蛋白质及无机盐类
蒲公英 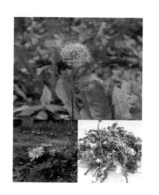	蒲公英全草含蒲公英甾醇、胆碱、菊糖、果胶等；蒲公英的根中含蒲公英醇、蒲公英赛醇、蒲公英甾醇、β-香树脂醇、豆甾醇、β-谷甾醇、胆碱、咖啡酸、菊糖、果糖、蔗糖、葡萄糖、对羟基苯乙酸、棕榈酸、蜡酸、蜂花酸、油酸、亚油酸等；叶含叶黄素、堇黄质、叶绿酯、维生素 C 及维生素 D 等
桔梗 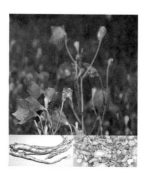	根含皂苷，已知其成分有远志酸、桔梗皂苷元及葡萄糖。又含菠菜甾醇、α-菠菜甾苷-β-D-葡萄糖苷、白桦脂醇，并含菊糖、桔梗聚糖。从桔梗得到 3 个三萜烯类物质：桔梗酸 A、桔梗酸 B 及桔梗酸 C

（续）

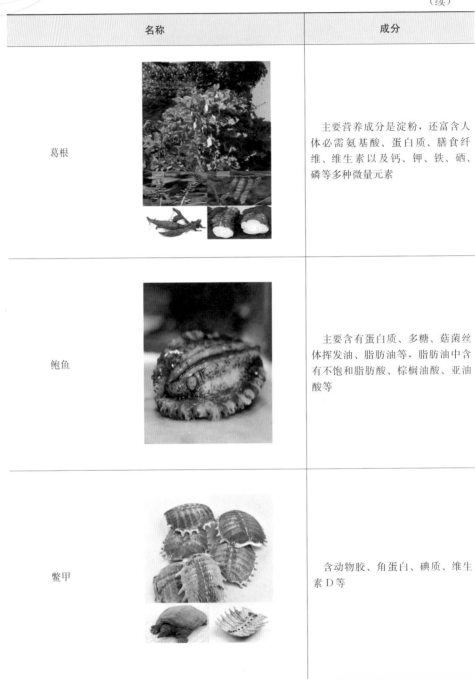

名称	成分
葛根	主要营养成分是淀粉，还富含人体必需氨基酸、蛋白质、膳食纤维、维生素以及钙、钾、铁、硒、磷等多种微量元素
鲍鱼	主要含有蛋白质、多糖、菇菌丝体挥发油、脂肪油等，脂肪油中含有不饱和脂肪酸、棕榈油酸、亚油酸等
鳖甲	含动物胶、角蛋白、碘质、维生素D等

（续）

名称	成分
鱼腥草	含挥发油，油中主要含甲基壬酮、鱼腥草素、桂叶烯、辛酸、癸酸；另含槲皮苷、异槲皮苷、金丝桃苷、芸香苷

请远离有毒中药

毒性程度	数量	品种
有大毒	10 种	川乌、草乌、马钱子、马钱子粉、闹羊花、斑蝥、红粉、天仙子、巴豆、巴豆霜。使用时需谨遵医嘱，切勿自行服用
有毒	42 种	三颗针、干漆、土荆皮、山豆根、千金子、千金子霜、制川乌、天南星、制天南星、木鳖子、甘遂、仙茅、白附子、白果、白屈菜、半夏、朱砂、华山参、全蝎、芫花、苍耳子、两头尖、附子、苦楝皮、金钱白花蛇、京大戟、制草乌、牵牛子、轻粉、香加皮、洋金花、臭灵丹草、狼毒、常山、商陆、硫黄、雄黄、蓖麻子、蜈蚣、罂粟壳、蕲蛇、蟾酥
有小毒	31 种	丁公藤、九里香、土鳖虫、大皂角、川楝子、小叶莲、飞扬草、水蛭、艾叶、北豆根、地枫皮、红大戟、两面针、吴茱萸、苦木、苦杏仁、金铁锁、草乌叶、南鹤虱、鸦胆子、重楼、急性子、蛇床子、猪牙皂、绵马贯众、绵马贯众炭、紫萁贯众、蒺藜、榼藤子、鹤虱、翼首草

温馨提醒：

学然后知不足。记得用实际行动去升级你的生活方式哦！把你学以致用的经验记录下来吧。

1. _____

2. _____

3. _____

黄精食品加工

黄精作为食材为什么受青睐?

近些年来,随着我国经济的高速发展,广大人民群众对提升身体健康的需求不断增长,黄精及其产品也受到了消费者的青睐。黄精甘甜,经过九蒸九晒后具有独特的风味,适口性也比较好,其食用由来已久,加上黄精为药食同源的常用中药,因此深得老百姓青睐。

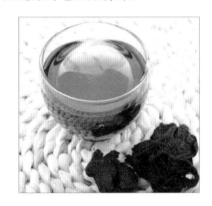

黄精的加工食品有哪些?

黄精的加工历史很久远。黄精最初的加工来自民间,无外乎用黄精烹制的黄精食品、黄精菜肴、黄精药膳,如黄精酒、黄精煨猪肘、黄精炖鸡、黄精炖鸭、黄精馒头等。除此之外,在一些传统的黄精主产区如湖南、四川、重庆、安徽、云南等地,一直就有部分的黄精初级加工产品。黄精标准制定单位开发了黄精系列养生食品,如黄精糕、精制黄精、黄精圆、黄精茶、黄精粉、黄精饮料及代用茶食品等,形成有形象、有品牌、有口碑、有疗效、有生态环保优势的健康养生黄精系列品种。

首批国家中药标准化有多少?

首批建设项目共有全国 105 家企业参与,涉及中药大品种 59 种,常用中药饮片 101 种。项目实施时间为 2016—2018 年。

湖南获得首批国家中药标准化的常用中药饮片有哪些?

2016 年湖南获入围的常用中药饮片共有 5 种,分别为玄参、百合、吴茱萸、黄精、茯苓。这 5 种湖南地道名中药材的育种、种植、炮制全产业链工艺，成为国家行业标准。

国家中药标准化——黄精标准化由谁承担的？

2016年，湖南新汇制药股份有限公司联合湖南中医药大学承担国家中药标准化——黄精标准化项目（ZYBZH-Y-HUN-23）。该项目由新汇制药创始人何述金先生为总负责人，经过近4年建设，项目于2019年顺利结题。

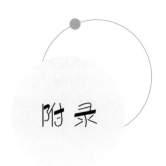

六大营养素与食物

人体需要的六大营养素是蛋白质、碳水化合物、脂肪、维生素、矿物质和水。其中碳水化合物中的糖类，以及蛋白质和脂肪是供给人体能量的三大营养素。六大营养素主要来自九大类食物，即肉类、鱼虾和贝类、蛋类、奶制品类、谷类、豆类、根茎类、蔬菜和水果类。

一、蛋白质

如果把人体当作一座建筑物，那么蛋白质就是构成这座大厦的重要建筑材料之一。蛋白质是人体细胞和组织、器官结构的主要组成成分。同时，它也是支持机体中所有新陈代谢和生理功能正常运作的必需物质。蛋白质在人体早期生长发展的过程中也起到至关重要的作用。

主要作用：参与组织的更新和修复；调节人体生理活动，增强抵抗力；是主要产能营养素之一，为儿童生长发育提供关键能量来源。

主要食物来源：肉类、奶制品类、蛋类、豆类及豆制品等。

二、碳水化合物

碳水化合物给人体提供了 $55\%\sim60\%$ 的热量，是人体主要的热量来源之一。平均每天 $300\sim400$ 克的主食，即可满足成人一天的碳水化合物需求。碳水化合物不仅是构成细胞和组织的重要物质，同时也参与许多重要的生命活动，比如节约体内蛋白质的使用、协助脂肪代谢及促进毒性物质在肝脏中代谢。

主要作用：提供和储藏能量；维持正常的神经功能；促进脂肪、蛋白质代谢。

主要食物来源：谷类、薯类、蔬菜、水果等。

并非所有的糖类都可以被消化并转化为葡萄糖，纤维素就是难以消化的糖类。纤维素虽然不能被人体吸收，但具有良好的清理肠道的作用，因此含有丰富纤维素的食物大多被视为健康食品。大量研究显示，食用高纤维食物有降低患肠癌、糖尿病和憩室疾病的可能性，而且不易出现或可以改善便秘现象。纤维素的主要食物来源：燕麦、小扁豆、蚕豆、植物种子、水果以及主食或轻微烹制的蔬菜。

三、脂肪

脂肪是人体内产能最高的物质，也是人体细胞和组织的一个重要结构组成成分。它被人体吸收后供给热量，其供给量是同等量蛋白质或糖类供给能量的两倍左右。成人每日推荐脂肪摄入量占总能量摄入的 $20\%\sim30\%$，过多的脂肪摄入会引起超重、肥胖以及提升慢性病风险。

主要作用：提供能量；维持正常体重；保护内脏和关节；滋润皮肤；利于脂溶性维生素的吸收。

主要食物来源：动物的脂肪组织、肉类、坚果及植物的种子。

四、维生素

维生素是维持人体正常生理功能所必需的一类有机化合物。它们不提供能量，也不参与构成人体细胞，但在膳食中不可缺少。合理摄入维生素至关重要，须参照对应人群的参考摄入量或推荐量，如果某种维生素长期缺乏或不足，可引起代谢紊乱，以及出现病理状态而形成维生素缺乏症；反之，则会出现毒副作用，对身体产生不可逆转的危害。

维生素主要分为脂溶性维生素和水溶性维生素两大类。

（一）脂溶性维生素

脂溶性维生素包括维生素 A、维生素 D、维生素 E、维生素 K，可在体内大量贮存，主要贮存于肝脏，但过量摄入会引起中毒。

1. 维生素 A

主要作用：维持正常视力；促进骨骼和牙齿生长；提高免疫力；参与性激素的形成，提高繁殖力。

主要食物来源：黄绿色蔬菜、胡萝卜、番茄、蛋黄、木瓜、西瓜、哈密瓜及柑橘类水果等。

2. 维生素 D

主要作用：协助钙、磷的吸收与利用，帮助牙齿和骨骼正常发育，避免患骨质疏松症。

主要食物来源：动物肝脏、牛奶、鱼类、蛋黄及奶油等。

3. 维生素 E（生育酚）

主要作用：缓解细胞氧化；防止溶血性贫血；维持动物生殖机能；维持正常免疫功能。

主要食物来源：植物油、糙米、小麦胚芽、杏仁、核桃、南瓜子、大豆、蛋类、绿色蔬菜、海鲜等。

4. 维生素 K

主要作用：帮助伤口血液凝固；参与骨骼代谢；有利于心血管健康。

主要食物来源：豆类、绿色蔬菜、动物肝脏、鱼类等。

（二）水溶性维生素

水溶性维生素是能在水中溶解的一组维生素，是辅酶或辅基的组成部分，主要包括 B 族维生素和维生素 C 等。

1. 维生素 B_1（硫胺素）

主要作用：保持循环系统、消化系统、神经系统和肌肉特别是心肌的正常功能；调节胃肠蠕动。

主要食物来源：谷类、豆类、干果、动物内脏、瘦肉及禽蛋。

2. 维生素 B_2（核黄素）

主要作用：帮助碳水化合物、蛋白质和脂肪代谢；防止口角炎、贫血等症状。

主要食物来源：谷类、豆类、猪肝、肉类、蛋类、奶、绿色蔬菜、水果等。

3. 维生素 B_3（烟酸）

主要作用：参与能量及氨基酸的代谢，参与蛋白质等物质的转化以及调节葡萄糖代谢。

主要食物来源：动物的肝脏、肾脏及瘦肉、鱼类、坚果、乳制品和蛋等。

4. 维生素 B_9（叶酸）

主要作用：促进细胞增殖、组织生长和机体发育，参与机体不同物质代谢。

主要食物来源：动物肝脏、深绿色叶菜、酵母、坚果及豆类。

5. 维生素 B_{12}（钴胺素）

主要作用：促进细胞增殖和机体代谢；预防因维生素 B_{12} 缺乏而引起的恶性贫血及神经系统病变。

主要食物来源：鱼禽类、蛋类、动物肝脏、奶及奶制品和贝壳类等。

6. 维生素 C（抗坏血酸）

主要作用：抗氧化；提高机体免疫力；预防疾病；加速伤口愈合；帮助钙、磷吸收。

主要食物来源：蔬菜（如番茄）、柑橘类水果、葡萄、奇异果、樱桃等。

五、矿物质

矿物质包括常量元素和微量元素。虽然矿物质在细胞、人体中的含量很低，但也是参与人体代谢的必要物质。常量元素（如钾、钠、钙、镁、氯、磷和硫等）在人体内的含量大于体重的 0.01％。微量元素（如锌、铁、铜、硒、碘等）在人体内的含量小于体重的 0.01％。

1. 钾

主要作用：维持体内水分平衡；维持体内酸碱值的平衡。

主要食物来源：豆类（如黄豆、蚕豆、绿豆等）、冬菇、竹笋、海带、紫菜、花生、羊肉、鲤鱼等。

2. 钠

主要作用：维持细胞内液体的平衡；控制肌肉的反应；维持正常血压。

主要食物来源：海产品、腌制食物（如泡菜）、大多数蔬菜和某些水果等。

3. 钙

主要作用：是构成骨骼和牙齿的主要成分；参与血液凝固；维持神经系统健康；调节血压等。

主要食物来源：肉类、鱼类、骨头、奶及奶制品、坚果类、谷类、黄豆、人乳、深绿色蔬菜、虾类及蛋类等。

4. 镁

主要作用：构成骨骼的重要成分之一；调节生理机能。

主要食物来源：麦芽、坚果、葡萄干、绿叶蔬菜、山核桃、虾皮等。

5. 锌

主要作用：作为多种酶和特定蛋白质的组成成分，参与机体生化反应，促进生命早期生长、发育及参与维持机体健康状态。

主要食物来源：贝类海产品、红色肉类，动物内脏、干酪、虾、燕麦、

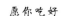

花生酱及花生。

6. 铁

主要作用：构成血红蛋白，输送血液中的氧气；参与能量代谢和机体内生化反应。

主要食物来源：黑木耳、紫菜、豆腐皮、扁豆、芝麻酱、猪肝、芝麻、海参和虾米等。

六、水

水是"生命之源"，水占一个健康成年人体重的 60%～70%。建议人体每天的饮水量 1 300～1 700 毫升。水可以转运生命必需的各种物质、排除体内不需要或有毒的代谢产物；促进体内的一切化学反应；通过水分蒸发及汗液分泌，散发大量的热量来调节体温；对于关节、呼吸道及胃肠道均有良好的润滑作用。

主要作用：促进食物消化和吸收；维持体内液体循环及帮助排泄；调节体温；维持身体电解质平衡。

主要食物来源：水、动植物食物及加工类食物。

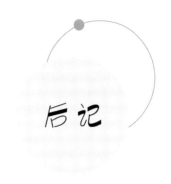

后 记

一份美好的礼物

吃得科学、吃得放心显然已不仅是一个事关个人健康的问题，而且成为全球关注的热点话题。作为农业科技工作者、科普志愿者，我们能做什么呢？

带着"愿你吃好"这个初心，我们编写了《愿你吃好：漫话从田园到舌尖的科学》这套丛书。这既是在完成我们的一个心愿，也是我们在"健康中国""大科普战略"背景下，为人们用心准备的一份礼物。

在前人研究的基础上，我们努力采用新形式为大家提供人人都用得上的饮食科普，这就是我们能做的，也是我们应该做的。因为我们的这个初心，这套丛书也换来了社会各界厚厚的"回礼"。

袁隆平、官春云、邹学校、刘少军、刘仲华等院士在百忙中为本套丛书撰写了"院士导语"，印遇龙院士、单杨院士亲自编审。他们以严谨的科学态度和朴实的科学作风审视了本套丛书的权威性、科学性、实用性，让书中内容既诠释了"舌尖上"的味道，也解析了"舌尖上"的科学，为本套丛书的准确性和权威性提供了保障。

为了力求精品，打造一套"不只是满意"的实用科普作品，编委会在出版前期充分开展了调研，组织了3次新书策划研讨会，组织百位专家集体审核了十余次，汲取了社会各方反馈的宝贵意见，使该丛书抓住了人们关注的重点——实用性和可操作性。

特别要感谢的是，在新书出版之际，有一个特别的群体主动担任本套丛书的公益推广大使。他们是余小龙、刘果、王新明、邓春初、邓杰平、吴林云、杨东、李敖、刘荣东、彭斯文、谌建武、谌建章、陈丹、丁文格、余祖恩、胡向春、胡燎原、邓永春、樊凌风、燕学友、匡纯清、刘源、黄自然、肖振胜、吴磊、陈俊辉、张会春、童世琦、陈志丹、毛锐、夏富梅、伍艳春、戴乔生、李绪运、刘巧、刘龙和、胡洪亮、王源兴、刘辉、刘艳君、余德兴、黄购奇、周晴、傅海洋、毛高贤、陈久经、罗川、段洪锋、龙媛、屈楚文、李建军、陈生东、瞿勇、梅永发、郭正洋等，在此特别致谢！

最后，在成书的过程中，我们借鉴了许多优秀的科普作品，参考了大量科研文献，走访了一批科普基地，在此一并致谢。还要特别感谢中国农业出版社的精心编辑出版。

《愿你吃好：漫话从田园到舌尖的科学》致力于成为一份美好的礼物，请记得献给最爱的人。

愿你吃好！

编　者
2022 年 5 月

特　别　致　谢

岳麓山种业创新中心

湖南省科普作家协会

湖南省农产品质量安全协会

湖南省植物提取物协会

湖南省富硒生物产业协会

湖南省蔬菜协会

湖南省渔业协会

湖南省奶业协会

湖南省柑橘协会

湖南省猕猴桃产业协会

湖南省葡萄协会

湖南省中药材产业（联盟）协会

湖南省葛根协会

湖南省老年科技工作者协会

湖南省微电影微视频艺术协会

湖南省沙画艺术协会

湖南新汇制药股份有限公司

湖南湘佳牧业股份有限公司

湖南平江县憨厚百姓农民合作社

湖南咚瓜冲文化旅游发展有限公司

湘约厨匠民间菜馆（南江店）

鸽王天下生态餐厅（平江店）

湖南驴友惠商务有限公司

实麓健康科技有限公司

湖南平江石牛寨景区

湖南新化三联峒景区

"湘约自然"科普研学基地

湖南佳信佰生物科技有限公司

长沙惠瑞特营养有限公司

（本丛书的出版策划和宣传推广得到以上单位和品牌的大力支持，在此谨表衷心感谢！）